基礎から学ぶ
健康管理概論

Basic Learning of Health Management

改訂第5版

編集

尾島俊之 *Toshiyuki Ojima* ／ 堤　明純 *Akizumi Tsutsumi*

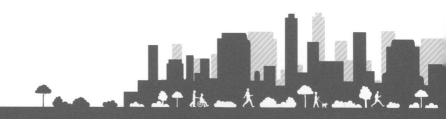

南江堂

●編　集

尾島　俊之　おじま　としゆき　浜松医科大学健康社会医学 教授

堤　　明純　つつみ　あきずみ　北里大学医学部公衆衛生学 教授

●執　筆

尾島　俊之　おじま　としゆき　浜松医科大学健康社会医学 教授

中村　幸志　なかむら　こうし　琉球大学大学院医学研究科衛生学・公衆衛生学講座 教授

定金　敦子　さだかね　あつこ　元 公益財団法人放射線影響研究所疫学部

若林チヒロ　わかばやし　ちひろ　埼玉県立大学健康開発学科 教授

門田　　文　かどた　あや　滋賀医科大学医学部社会医学講座 准教授

高嶋　直敬　たかしま　なおゆき　近畿大学医学部医学科公衆衛生学教室 准教授

坪田　　恵　つぼた　めぐみ　岩手医科大学医学部衛生学公衆衛生学講座 講師

秋山　有佳　あきやま　ゆうか　山梨大学大学院総合研究部医学域社会医学講座

堤　　明純　つつみ　あきずみ　北里大学医学部公衆衛生学 教授

（執筆順）

改訂第5版　序

　本書は，管理栄養士・栄養士の養成課程を始め，さまざまな保健医療福祉専門職の養成課程や体育系課程において，大学・専門学校の教科書として好評をいただいています．前身書も含めると，1988年から版を重ねており，ご自身が学生のときにお使いいただいた教員もいらっしゃるのではないかと思いますが，時代の変化に対応して，絶えず最新の内容に改訂を繰り返していること，また重要なポイントを比較的コンパクトにまとめている点が，ロングセラーとして定着した理由ではないかと考えています．今回の『改訂第5版』では，編集体制や執筆体制を大幅に刷新し，新しい時代に向けた教科書として刊行することができました．

　『改訂第5版』は一部の章を再編しており，第1章「社会と健康」で健康管理や公衆衛生活動全体の基本的な考え方などについて説明した後，大きく前半部分と後半部分に分かれた構成となっています．前半は，第2章「疫学」，第3章「統計学」，第4章「人口静態統計」，第5章「保健統計指標」からなり，健康管理活動の重要な基盤である数量データに関する考え方などをまとめました．後半は，第6章「生活習慣（ライフスタイル）の現状と対策」，第7章「主要疾患の疫学と予防対策」，第8章「地域の保健予防システム」，第9章「社会保障制度」，第10章「高齢者・成人の健康管理」，第11章「母子の健康管理」，第12章「学校の健康管理」，第13章「職場の健康管理」という具体的なテーマに沿った解説をまとめました．

　さらに『改訂第5版』の編集に当たっては，保健医療福祉分野の幅広い読者対象を想定しつつ，管理栄養士や保健師の国家試験出題基準などを参考にして，近年，重視されているトピックを追加しました．たとえば，「社会的公正と健康格差の是正」「ユニバーサル・ヘルス・カバレッジ（UHC）」「根拠（エビデンス）に基づいた医療および保健予防対策」「利益相反」「がん登録」「がんと就労」「データヘルス計画」など，随所に新しい項目の追加や説明の充実を進めました．一方で，扱われることが少なくなった事項についてはスリム化を図って，全体の分量が余り増えないようにしました．

　本書が大学，専門学校などで教科書としての役割を果たすとともに，第一線で公衆衛生活動および健康管理活動に従事している専門職や事務職の方々の手引き書としても役立つことを期待しています．

　最後に，『基礎から学ぶ健康管理概論（改訂第5版）』の出版に当たり，編集にかかわる煩わしい仕事をお引き受け下さった南江堂の担当者各位に厚く御礼申し上げます．

2020年2月

編集者

尾島 俊之，堤 明純

初 版 序

　1988 年に『栄養・健康科学シリーズ　健康管理概論』を刊行して 18 年になります．この本は当初，管理栄養士・栄養士を対象とした大学，専門学校の教科書として出版しました．幸いに栄養士・管理栄養士はもとより体育系の大学においても広く支持をいただき，2000 年に改訂第 3 版を上梓しました．

　この間に健康管理にかかわる社会情勢の変化は著しく，急速な変化に対応できる適切な教科書に脱皮する必要性を感じ，全面的な見直しを行い，本書を刊行することにしました．その意味で，本書は上述の『栄養・健康科学シリーズ　健康管理概論』の後継本として位置づけることができます．

　本書では，健康管理の基礎的な学問領域である「疫学」を新たに加えました．健康管理計画の策定，データの解析，評価を行うためには，疫学の基礎的な知識が必要になるからです．また，2000 年 3 月に策定された「健康日本 21」をベースにして，生活習慣病予防を中心とした国民の健康づくり運動が展開されているので，生活習慣病に関する記述を強化し，新たに「生活習慣と健康」，「生活習慣病の疫学，予防，健康管理」の 2 章にまとめました．前者は，疾病発生の危険因子（リスク・ファクター）としての生活習慣，後者は，循環器疾患，がんなどの主な生活習慣病の疫学，予防，健康管理についてまとめました．さらに，健康管理を「老人・成人の健康管理」，「母子の健康管理」，「学校の健康管理」，「職場の健康管理」などの対象によって整理し直しました．

　本書の編集に当たっては，管理栄養士および保健師国家試験出題基準（ガイドライン）を意識しつつ，保健医療福祉分野の幅広い読者対象を想定しました．また，健康管理に関する基礎的な知識を幅広く，平易に記述するように努めたので，大学，短期大学，専門学校などの教科書としての役割を果たすことができると同時に，第一線で公衆衛生および健康管理業務に従事している方々の手引き書としても役立つはずです．

　『基礎から学ぶ健康管理概論』の出版に当たり，編集に関わる煩わしい仕事をお引き受け下さった南江堂の担当者各位に厚く御礼申し上げます．

　　2006 年 10 月

　　　　　　　　　　　　　　　　　　　　　　　　　　柳川　洋

目　次

コラム

第1章

社会と健康

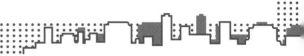

A. 健康の概念

1 健康の定義

　健康という言葉は使う人の立場によって，また使うときの状態によって異なった意味をもつことが多い．**WHO**憲章に書かれた健康の定義は，「健康とは，身体的，精神的，社会的に完全によい状態にあることで，単に疾病または虚弱でないということではない」（原文：Health is a state of complete physical, mental and social well-being and not merely the absence of disease or infirmity）となっている．この定義は，抽象的ではあるが健康を幅広くとらえており，人類が追求する健康の理想像といえる．なお，「完全によい状態」の人はめったにいないため，「調和のとれた状態」という訳もある．

　日本国憲法第25条には「すべて国民は，健康で文化的な最低限度の生活を営む権利を有する．国はすべての生活部面について，社会福祉，社会保障及び公衆衛生の向上及び増進に努めなければならない」とうたっており，また医師法第1条には「医師は，医療及び保健指導を掌ることによって，公衆衛生の向上及び増進に寄与し，もって国民の健康な生活を確保するものとする」と規定している．

　このように「健康な生活を享受する」ということは人々にとって，もっとも基本的な権利であり，国籍，人種，宗教，社会経済的な諸条件によって差別されてはならない．

2 健康づくりと健康管理

　健康づくりや，健康管理という言葉について，広い意味では，健康を維持・増進させ，疾病を予防するためのすべてのことを含む．本書はもっとも広い意味で健康管理全般をカバーすることを意図している．健康づくりと健康管理はおおむね概念が重なるが，健康管理は健康データをチェックしながら推進するというニュアンスが含まれる．

　狭い意味での健康づくりは，後述の一次予防を指す場合もある．また，「国民健康づくり運動」における健康づくりは，健康に関する人材・施設・制度づくりの基盤整備を含めた概

念であり，英語のヘルスプロモーションとおおむね同じ意味となる．狭い意味での健康管理は，労働衛生の3管理（第13章参照）である，作業環境管理，作業管理，健康管理の中の1項目を意味する場合もある．健康づくりや，健康管理という言葉について，人により，状況により，意味が異なることがあることに注意しながら使う必要がある．

B. 公衆衛生の概念

1 公衆衛生の定義と目標

　もっともよく使われている公衆衛生の定義は，米国の公衆衛生学者のウインズロー Charles-Edward A. Winslow によるものである（1920年提唱，1949年改定）．公衆衛生とは，地域社会の組織的な努力によって，①疾病の予防，②寿命の延長，③身体的・精神的健康と能力の増進，を達成しようとするための科学と技術であると定義づけている．この定義では，番号を付した3つの目標が示されている．

　ディーテルズ Roger Detels らによる国際的な公衆衛生の教科書『Oxford Textbook of Global Public Health』では，13項目の公衆衛生の機能が列挙されている．そこには，疾病予防だけではなく障害（事故など）・暴力（虐待など）の予防，健康格差の縮小，健康的な環境づくり・健康政策・保健医療サービスの構築，災害への備え，健康ニーズの測定・対策の評価・新しい方法の開発，人材育成なども記載されている．

　公衆衛生活動に従事する人には，パブリックヘルス・マインド（公衆衛生のこころ）が重要である．確立した定義はないが，①住民のために，②科学的判断，③社会的行動の3項目は中核として重要であると考えられる．実際の活動や判断を行うさいに，「住民のために」何が最善であるかを考えることが基本となる必要がある．また，住民の要望や政治的情勢などを考慮しつつも，専門技術職として科学的に判断することが重要である．さらになんらかの対策を行うさいには，ある機関だけで頑張ってもできることには限界があるため，社会の中でいろいろな関係者と協働しながら活動を行っていく必要がある．

　公衆衛生活動の目標として，ニーズとディマンドの違いを意識しておくとよい．ニーズとは専門的な見地からみて必要と考えられるもの，ディマンドとは住民などが必要といっているものである．専門職としてはニーズを重視することになるが，ディマンドについても考慮することが必要である．また，ディマンドになっていないニーズについて，住民が欲するようにすることが公衆衛生活動であるといえる．たとえば，ある健診について専門的観点からは意義があり必要と思われるが住民は受けたいと思っていない状況がある場合に，住民が受けたいと思うようにする活動が重要である．ただし，ある種の健診については，科学的にきちんと検証すると，意義があまりないことがわかる場合もあるため注意が必要である．また，ニーズとディマンドという言葉について，業界によっては異なる意味で使う場合もあるので，注意が必要である．

表1-1　予防の種類

一次予防	・健康づくり，特異的予防（予防接種など） ・病気にならないように 　（健康づくりは多数の病気の予防になる活動で，特異的予防は目標とする特定の病気のみの予防になる活動）
二次予防	・早期発見・早期対応（健診など） ・軽い病気になってもひどくならないように
三次予防	・機能訓練など ・ひどい病気になっても幸せに暮らせるように

2　一次・二次・三次予防

予防活動には**表1-1**に示すように3種類ある．一次予防の例としては，栄養，運動，休養，喫煙などの生活習慣改善をすることにより，脳卒中や心臓病などの循環器疾患やがんなどの種々の疾病を予防する健康づくり活動や，麻疹予防接種による麻疹を予防する特異的予防などがある．二次予防の例としては，がん検診により自覚症状のない時期の早期のがんを発見して早期治療をすることにより死亡に至らないようにする活動などがある．三次予防の例としては，脳卒中により半身不随となった人に機能訓練を行うことによって再び歩けるようにする活動がある．認知症になった人については，周囲の理解や環境整備を進めることによって，地域で幸せに暮らせるようにする活動なども含まれる．

C. 社会的公正と健康格差の是正

1　社会的公正の概念

社会的公正は，社会正義ともいい，主として，平等，基本的人権などを指す．平等については，「機会の平等」に異論を唱える人は少なく，すべての子どもに将来の機会を保障する支援を行うことは重要である．一方で，「結果の平等」すなわち成人になってからの所得格差や傷病については，自己責任であるという考え方もある．また，生育歴や環境など，本人の努力では対応できないことも多いため，一定の結果の平等も重要である．どのような対象者に対しても，一貫性のある平等な対応を行うことも社会的公正として重要である．

2　健康の社会的決定要因，健康格差

健康の要因には，宿主要因，行動要因，環境要因などがある．宿主要因には，性別，年齢，免疫，遺伝などがある．人為的に変えられない要因が多いが，予防接種により免疫を獲得するといった対策なども行われている．行動要因には，栄養，運動，休養，喫煙をはじめとした生活習慣（ライフスタイル）などが重要である．循環器疾患，がん，糖尿病などは生活習

慣病と呼ばれ，保健指導による行動変容がはかられている．環境要因には，細菌などの生物学的要因，化学物質や温度などの物理化学的要因，経済状態などの社会的要因などがある．

　疾病の発生要因として，これまで生活習慣や遺伝が重視されてきたが，最近は，それに加えて環境要因，とくに社会的要因について注目が集まっている．国際的に，健康の社会的決定要因 social determinants of health（SDH）として重視されており，健康日本21（第2次）でもその概念が追加された．具体的には，教育，職業，所得，ソーシャルキャピタルなどは重要である．教育や所得が低い人のほうが，生活習慣や健康指標が好ましくない状態であることが多く，健康格差に対応した支援が必要である．ソーシャルキャピタルは，絆とおおむね同じ意味である．米国の政治学者であるパットナム Robert D. Putnam は，「協調的な諸活動を活発にすることによって社会の効率性を改善できる，信頼，規範（助け合いの気持ちなど），ネットワークといった，社会組織の特徴」と定義している．ソーシャルキャピタルが高い人々は健康指標が良好であることがわかっており，地区組織の育成やまちづくりなどによる健康づくりが進められている．食品企業，給食施設などの企業や関係機関との連携など，組織と組織の絆も重要である．一方で，強すぎる絆は負の側面をもつため，多様で，適度な絆が健康には好ましい．

　健康格差の是正のためには，明確な基準を設けて該当する人のみを支援すると，支援を受けることが烙印（スティグマ）とみなされて，うまくいかないことが多い．複数の事業を組み合わせることにより，すべての人を支援しながら，より不利な人にはより手厚い支援を行う形が好ましい．住居環境，食料品店や公園が近くにあること，歩道の整備などの建造物環境も健康に影響するため，それらの環境の整備も進める必要がある．さらに低体重で生まれると成人期に糖尿病になりやすいことや，子どものときの教育がその後の健康に影響することなどから，ライフコース，すなわち生涯を通じた健康づくりが重要である．

③ プライマリヘルスケア

　1978年に旧ソビエト連邦アルマ・アタ（現在のカザフスタン共和国アルマティ）において世界保健機関 World Health Organization（**WHO**）と国際連合児童基金 United Nations Children's Fund（UNICEF）が中心になってプライマリヘルスケアに関する国際会議が開催され，アルマ・アタ宣言が採択された．主として開発途上国を念頭に置きながら，「すべての人々に健康を」をなし遂げるための基本的な方策を宣言したものである．

　その会議で，プライマリヘルスケアを「自助と自決の精神に則り，地域社会または国が，開発の程度に応じて負担可能な費用の範囲内で，地域社会の個人または家族の十分な参加によって，彼らが普遍的に利用できる実用的で科学的に適正で，かつ社会的に受け入れられる手順と技術に基づいた欠くことのできない保健サービス」と定義している．

　実施上の原則として，住民のニーズに基づく方策，地域資源の活用，住民参加，農業・教育・建設など他の部門との連携などを重視している．また，具体的な内容としては，健康教育，食料確保，安全な飲み水，母子保健，予防接種，風土病の予防対策，基本的な傷病の治療，必須医薬品の供給などが含まれる．

　似た言葉として，プライマリケアがあり，全人的な地域医療活動など，主に医療を指す言葉なのに対し，プライマリヘルスケアは，保健予防活動や食料や水の確保なども含む概念である．

4　ヘルスプロモーション

　1986年にカナダのオタワで開催された健康づくり国際会議において健康づくり（ヘルスプロモーション）のためのオタワ憲章が採択された．

　健康づくりの中核として，「推奨する」「可能にする」「調停する」という3つを掲げている．「推奨する」は，健康づくりの重要性を広く理解してもらうことである．一般の人々だけではなく，政治家など社会への影響力のある人に理解してもらうことも重要である．「可能にする」は，健康によい行動をとることができる力をひき出すことである．「調停する」は，いろいろな利害のある関係者間の調整を行い，健康づくりを進めていくことである．また，5つの活動領域として，保健政策の確立，健康を支援する環境づくり，住民組織活動の強化，個人技術の向上，医療の予防重視への方向転換が掲げられている．

　これらのヘルスプロモーションの理念について，わが国では坂道を使って説明した**図1-1**がよく用いられる．

　健康を向上させるために，保健指導などにより，その人の個人技術の向上をはかる．また，その人を後押しするような住民組織活動を強化する．さらに，より簡単に上れるように，坂道の勾配を緩くするような健康を支援する環境づくりを進める．また，健康そのものが目的ではなく，健康はあくまでも資源であり，最終的な目的は豊かな人生であることを肝に銘ずる必要がある．これらの考え方は，保健指導をするさいや，地域で健康づくり活動を推進するさいに基本となる重要なものである．

　わが国においては，オタワ憲章に先立つ1978（昭和53）年に第1次国民健康づくり対策が策定され，健康診査の充実，市町村保健センターなどの整備，保健師，栄養士などのマン

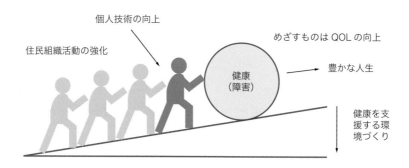

図 1-1　ヘルスプロモーションの理念
［島内憲夫：ヘルスプロモーション活動の概念図. 日本ヘルスプロモーション学会，1987
吉田浩二，藤内修二：保健所の今後の母子保護活動のあり方に関する研究. ―これからの母子保健活動がめざすもの. 平成6年度厚生省心身障害研究「市町村における母子保健事業の効率的実施に関する研究」報告書，1995をもとに作成］

パワーの確保が盛り込まれた．これは，アルマ・アタ宣言の理念を検討して，わが国で取り組むべき健康づくりの基盤整備をいち早く政策化したものである．その後，1980（昭和55）年に第2次国民健康づくり対策（アクティブ80ヘルスプラン）として，運動習慣の普及に重点を置いた対策が，2000（平成12）年に健康日本21（第3次国民健康づくり対策），2012（平成24）年に健康日本21（第2次）（第4次国民健康づくり対策）が発表されて健康づくり活動が推進されている．

5 PDCAサイクル

　PDCAサイクルとは，計画（plan），実施（do），評価（check），改善（act）を繰り返すことによって，業務や活動を継続的に向上させる手法のことである（**図1-2**）．デミングEdwards Demingが，統計的な業務管理手法の1つとしてわが国の企業経営者に教えたものであり，製造業を中心とする品質管理に活用され，わが国が高度経済成長をなし遂げるうえで重要な役割を果たした．その後，保健医療や行政にも取り入れられるようになり，現在，さまざまな分野で標準的に使われている．

　実際には，地域診断などの現状把握をまず行ってから計画を策定することが多い．そのさいに，数量的なデータだけではなく，住民や関係者の意見などの質的なデータも収集して活用すると，より効果的に計画をつくり，実施した内容を評価し，改善方策を検討することができる．

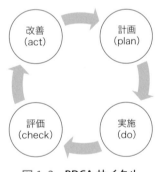

図1-2　**PDCAサイクル**

6 ハイリスクアプローチとポピュレーションアプローチ

　保健活動を進めるさいに，**図1-3**に示すようにハイリスクアプローチとポピュレーションアプローチという2つの戦略がある．たとえば高血圧について考えると，健診で血圧の高い人を発見し，その人に保健指導を行ったり，医療機関への受診を促したりすることにより，血圧の高い人の人数を減らすような戦略がハイリスクアプローチである．一方で，住民全体に減塩の働きかけを行って，血圧がとても高い人だけではなく，少し高い人や正常の人

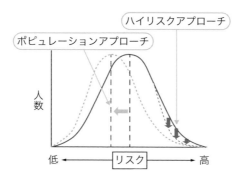

図 1-3　ハイリスクアプローチとポピュレーションアプローチ

も含めて，山全体を左に動かして，住民全体の血圧値を下げるような戦略がポピュレーションアプローチである．それぞれ，二次予防と一次予防におおむね相当する．

　ハイリスクアプローチは，保健指導や服薬を行った人において明確に効果が上がる人が多くて評価がしやすく，医療関係者から支持されることが多いことから種々の傷病の対策として力が入れられることが多い．脳卒中対策を考えた場合も，血圧がとても高い人は，正常の人や，血圧がやや高い人に比べて，何倍もリスクが高いため，高血圧者を対象としたハイリスクアプローチが行われる．一方で，血圧が少しだけ高い人は，脳卒中のリスクが少し増えるだけであるが，そのような状態の人の人数がとても多いため，結果的に脳卒中になった人について振り返ってみてみると，血圧がとても高い人よりもむしろ，血圧が少しだけ高い状態から脳卒中になった人数のほうが多いことになる．そこで，脳卒中を劇的に減らそうと考えた場合には，ポピュレーションアプローチも行うことが必須となる．

　ポピュレーションアプローチのポイントは，人々が考える「普通 norm」を変えることである．お刺身を食べるときに，醤油を両面にたっぷりとつけるのではなく，片面にちょっとだけつけるのが「普通」というように，住民のみんなの考えが変わると，地域全体の減塩が進み，脳卒中が減ることになる．英国では，保健関係者とパン業界が連携して，パンに含まれている食塩の量を少しずつ減らすことにより，人々が気づかないうちに食塩量をかなり減らすことに成功した．喫煙対策を推進するさいにも，法律や条令で受動喫煙対策を定めたり，たばこの広告を規制したり，たばこ税を上げることによって，住民全体の喫煙率を効果的に下げることができる．このような戦略を実践するためには，保健医療関係者だけではなく，さまざまな別の分野の関係者と連携していくことが重要になる．

7　リスクアナリシス

　リスクアナリシス（リスク分析）は，科学的な手法を用いながら，許容される範囲内にリスクを低減させることである．食品衛生を確保するための HACCP（hazard analysis and critical control point, 危害分析および重要管理点，ハサップ）や，食品添加物の規制，放射線への対応，労働安全衛生，災害への対応など，さまざまな場面で用いられる．

　その構成要素として，リスクアセスメント（リスク評価，有害作用が起きる確率や程度を評価），リスクコミュニケーション（情報交換・意見交換，人々と正しい情報を共有して意見交換する），リスクマネジメント（リスク管理，規制やその他の対応を行う）が含まれる．

　人間は，聞き慣れないことや，よくわからないことについては，リスクを実際よりも大きく感じ，一方で，昔から身の回りにあるものや，注意喚起に慣れてしまっていることについてはリスクを実際よりも小さく感じてしまう．聞き慣れない食品添加物であると，わずかなリスクでも徹底的にゼロにすることを求める一方で，食塩については脳卒中のリスクがあっても気にせずにたくさん摂取してしまったりする．水害に対する避難勧告にも，「この前の台風では大丈夫だったので，今回も大丈夫だろう」と勝手に思ってしまったりする．

　身の回りには大小さまざまなリスクがあるため，それらを科学的に評価し，過大に怖がったり侮ったりすることなく，正しく怖がって適切な対応をしていく必要がある．

D. 公衆衛生・予防医学の歴史

1 外国における歴史

a 古　代

　古代の歴史については，遺跡や書き残されたことをもとに諸説があるものもあるが，公衆衛生・予防医学の歴史はかなり古いということができる．

　世界最古の下水道は，紀元前5000年（今から約7000年前）のメソポタミア文明のチグリス・ユーフラテス川沿い（現在のイラク）のバビロンなどの都市につくられた．また，紀元前2200年頃の遺跡にはトイレや浴室がつくられている．

　紀元前3000年頃の古代エジプトでは世界で最初期の医学書がまとめられている．また，生の魚や獣の肉を避けるように患者に勧めていた．ピラミッド建設のための統計調査も行われた．その後の紀元前1000年頃には医療保険・年金などがあった．

　紀元前1000年頃の中国の周の時代には，多くの疾病が認識され治療が行われた．また，食医がもっとも位の高い医療職として，日々の食事を通して帝王の健康管理を行っていたという．

　ヒポクラテス Hippocrates（紀元前460〜377）は医学の父といわれ，ギリシャ医学に科学的な考え方を取り入れた．著書『空気・水・場所について』では，疾病の発生に気候，飲料水，衣食住などの環境条件が重要な役割を果たすことを指摘している．また，『ヒポクラテスの誓い』では，「医療は患者の健康と福祉のために施すもので，加害と不正があってはならないこと，患者のプライバシーを漏らしてはならないこと」などを誓っている．

b 中　世

　5世紀のゲルマンの大移動から15世紀の東ローマ帝国滅亡までは，暗黒時代といわれて

いるように，ヨーロッパを中心にさまざまな伝染病の大流行が繰り返された．7世紀のコレラ，11〜15世紀のハンセン病，14世紀のペスト（黒死病）などがあげられる．とくにペストの流行はヨーロッパ全域に広がり，ヨーロッパ人口の1/3〜1/4がペストにより死亡したといわれている．

c 近 代

イタリアのラマッチーニ Bernardino Ramazzini（1633〜1714）は産業医学の父ともいわれる．著書『働く人々の病気』では，52種に及ぶ職業について，化学物質，粉じん，金属，不適切な姿勢などによる健康障害とその予防対策を明らかにし，産業医学のバイブルともいわれている．

チャドウィック Edwin Chadwick（1800〜1890）は，近代的な衛生行政のパイオニアともいわれる．貧困の背景には病気があり，保健政策の充実により貧困を防ぐことができると考え，長い歴史をもつ救貧法の見直しを行った．また，1842年に発表された「英国労働者群の保健衛生」では，英国人の健康状態を調査した統計によって細かく分析し，人々の健康保持には上水道の整備，汚物処理，住宅の改善などが必要であると述べている．

d 現 代

1948年に人間の健康の達成を目的とした世界保健機関（**WHO**）が設立された．1978年にプライマリヘルスケアに関するアルマ・アタ宣言が，1986年にヘルスプロモーションに関するオタワ憲章が採択された．

2000年にニューヨークで開催された国連ミレニアム・サミットにて採択された国連ミレニアム宣言などを統合し，「ミレニアム開発目標 millennium development goals（MDGs）」がまとめられた．これは，極度の貧困と飢餓の撲滅など，2015年までに達成すべき8つの目標からなっている．その後継として，2015年に「持続可能な開発目標（SDGs）」が掲げられた．

2 わが国における歴史

a 古 代

紀元前3500年頃の福井県の鳥浜貝塚では，湖に桟橋をつくって用を足していた（桟橋型水洗式トイレ）．同様に，紀元前3500〜2000年頃の青森県の三内丸山遺跡では，場所を決めて排泄行為をしており，これらはトイレの起源ということができ，古代の人々も衛生に配慮をしていたことがわかる．

5〜6世紀（400年以降）頃に，朝鮮半島経由で中国医学がわが国に伝えられた．その後，600年からの遣隋使・遣唐使によって直接中国のものが伝えられるようになった．

701年の大宝律令により五保の制度が規定され，5軒ごとの町内会がつくられた．地区組織活動の始まりである．

　710 年につくられた奈良の平城京が 784 年に廃都となった理由の 1 つとして，生活排水や排泄物が道路の脇の溝に溜まり，衛生状態は限界に達していたこともあると考えられている．

　982 年に編纂された現存する日本最古の医書『医心方』には中国の医学書を引用しながら病気の治療法や予防法がまとめられている．

b 中　世

　大阪の四天王寺において，鎌倉時代（1185 年頃～1333 年）の頃までに，薬局・病院に相当する施薬院，療病院や，社会福祉施設に相当する悲田院がつくられていた．

　徳川家康（1543～1616 年）は健康オタクであった．麦飯と豆味噌中心の一汁一菜か二菜の粗食の一方で，肉もほどほどに食べ，身体を動かすようにしていた．また，薬学を学び自ら薬を調合していた．

　江戸時代の 1712 年に，『養生訓（ようじょうくん）』が福岡藩の儒学者である貝原益軒によって書かれた．食事，運動，喫煙の害をはじめとしてこころと身体の健康法がまとめれている．

c 近　代

　1874（明治 7）年，長与専斎が中心になって作成した医制第 76 条が公布され，衛生行政機構の整備，医学教育の導入，医師開業免許制度の樹立，薬剤師制度・薬事制度の確立により，衛生行政の基礎が築かれた．1877（明治 10）年以降繰り返しコレラの流行があり，1897（明治 30）年には伝染病法が制定された．1911（明治 44）年に工場労働者の保護を目的とした工場法が，1922（大正 11）年に労働者や被扶養者を対象とする健康保険法が制定された．

　1931（昭和 6）年に満州事変勃発後，国防の根本は国民体力の向上にあるという考えから母子衛生，栄養，体育などに力を入れた．また，これらの方向と関連して，1935（昭和 10）年には保健所の新設，1937（昭和 12）年には保健所法の制定，さらに 1938（昭和 13）年には厚生省の新設などがあげられる．1937（昭和 12）年に母子保護法が施行され，1942（昭和 17）年に妊婦手帳（現在の母子健康手帳）制度ができた．

d 現　代

　1945（昭和 20）年，第二次世界大戦の敗戦により，わが国の衛生状態は極度に悪化し，1947～48（昭和 22～23）年にかけて，公衆衛生全般にわたる法律の改正が行われた．1951（昭和 26）年には世界保健機関（WHO）に加盟して国際社会に仲間入りした．また，1945（昭和 20）年に東京都で，翌年から全国で国民栄養調査が実施され，1952（昭和 27）年に栄養改善法が制定された．

　その後，わが国の経済水準は著しく向上し，1961（昭和 36）年には国民皆保険制度が発足した．公害による健康影響が深刻な問題になり，1967（昭和 42）年には公害対策基本法が制定され，1971（昭和 46）年には環境庁が新設された．

　1982（昭和 57）年に老人保健法が公布され老人保健事業が開始された．それが，2008（平

成20）年に高齢者の医療の確保に関する法律（高齢者医療確保法）に改正され，特定健診・特定保健指導が開始された．1994（平成6）年に保健所法が地域保健法に改正，1997年（平成9）に介護保険法が公布され，2002（平成14）年に健康増進法が公布（栄養改善法は廃止）された．

E. 環境と健康

1 生態系と人々の生活

　人々が生活していく周囲の状況を生活環境といい，自然環境と社会環境などに分けることができる．自然環境は，広くは地球全体を考える地球環境があり，身近な生活環境としては，空気，水，土壌などの状況がある．一方，社会環境には，経済，文化，社会制度，住居，職場，家族など，人々を取り巻くさまざまな社会的要因が考えられる．

　生物は，周囲の環境との間にバランスのとれた関係を保ちつつ生きていて，このような関係を生態系としてとらえることができる．いったんバランスが壊れると生態系に変化が生じ，人への健康被害や動植物の生存に大きな影響を及ぼすため，これらの環境の保全が重要である．

　生活形態の多様化や生産活動の拡大による温室効果ガス排出量の増加，伐採による森林面積の減少により，温暖化などの地球規模の環境変化が大きな問題になっている．とくに化石燃料の使用に伴う大気中の二酸化炭素濃度の増加による温室効果の影響が大きい．温暖化の進行により気温が上昇し，その結果，海面が上昇し海岸の浸食・浸水・高潮の増加，氷河の減少，海洋の酸性化，森林火災の増加，異常気象の頻発などがみられ，動植物の生態系，人類の健康，食料，水にさまざまな影響を及ぼす．これらの環境問題解決の決め手として，地球に優しいライフスタイル，省エネルギー，省資源，リサイクルの徹底などが求められる．

2 環境汚染と健康影響

　わが国では，環境保全を計画的に行い，国民の健康と福祉に貢献する目的で1993（平成5）年に環境基本法が制定された．この法律は，環境の恵沢の享受，持続的な発展が可能な社会の構築，地球環境の積極的推進を目指している．この法律では典型公害として，大気汚染，水質汚濁，土壌汚染，騒音，震動，地盤低下，悪臭の7種類を規定している．高度経済成長期の1950～1960年代には以下に説明する4大公害病が大きな問題となった．

　　四日市喘息：石油コンビナート内の化学工場および火力発電所における重油の使用により，三重県四日市市において気管支喘息，慢性閉塞性肺疾患が多発した．原因物質として硫黄化合物が考えられる．

　　水俣病：熊本県のチッソ水俣工場から排出されたメチル水銀が魚介類に濃縮し，汚染魚介類の多量摂取により発症した．典型的な症状として，Hunter-Russel症候群（視野狭窄，

構語障害，運動失調，知覚異常，神経性難聴）がある．その後，新潟県でも同様の公害が発生し，新潟水俣病または第2水俣病と呼ばれる．

イタイイタイ病：鉱山から排出される廃液などに含まれるカドミウムにより，富山県の神通川流域の土壌が汚染され，米などの農作物も汚染された．典型的な症状として，Fanconi症候群（腎尿細管再吸収障害，β_2マイクログロブリン溶出，リン再吸収率低下，骨軟化症による骨折）がある．

3 環境衛生

健康に関連する環境として，気候・季節（感染症や花粉症），空気（室内空気汚染），温熱（熱中症）なども重要である．放射線は，一定の自然放射線も存在し，一般人や職業人の線量限度が定められている．

上水道の敷設，管理などは，水道法によって行われている．水道水の条件としては，①病原体汚染なし，②水質基準に合致，③異常臭なし，④無色透明，などの要件が求められる．わが国の上水道普及率は，2017（平成29）年度末現在97.9％である．

下水道法は，下水道を整備し，都市の健全な発達と公衆衛生の向上および公共用水域の水質保全をはかることを目的とし，下水道，都市下水路の設置および管理基準などを定めている．下水道には，公共下水道，流域下水道，都市下水道などがある．わが国の下水処理人口普及率は2016（平成28）年度末現在78.8％である．

廃棄物の排出抑制，廃棄物の適正な分別，保管，収集，運搬，再生，処分などにより，生活環境の保全と公衆衛生の向上をはかる目的で制定された廃棄物処理及び清掃に関する法律（廃棄物処理法）により，廃棄物の処理が行われている．この法律では，日常生活に伴って生ずる廃棄物を一般廃棄物，事業活動に伴って廃棄される廃棄物を産業廃棄物としている．

建築物衛生については，建築物における衛生的環境の確保に関する法律（ビル管理法）によって大規模な公共的建築物について，室内環境などの基準が定められて管理が行われている．

F. 国際保健

1 地球規模の健康問題

地球規模の健康問題としては，新興・再興感染症をはじめとした感染症，母子保健，生活習慣病などの非感染性疾患，高齢化への対策などがある．また，地球温暖化などの気候変動問題，オゾン層の破壊，森林の減少・砂漠化・酸性雨，生物多様性の損失などの地球環境問題も重要な課題である．

2 国際協力

　わが国は，開発途上国に人的・物的・技術的資源を提供し，相手国の向上をはかる目的で，行政の整備，技術・情報の交換，人的交流を行っている．日本政府による相手国への2国間の国際協力には，国際協力機構 Japan International Cooperation Agency（JICA）と政府開発援助 Official Development Assistance（ODA）によるものがあげられる．

3 持続可能な開発目標（SDGs）

　2015（平成27）年の国連総会で，「われわれの世界を変革する：持続可能な開発のための2030アジェンダ」が採択された．その具体的行動指針として，**図1-4**に示す「持続可能な開発目標 sustainable development goals（SDGまたはSDGs）」が掲げられた．「貧困，飢餓の克服や，すべての人に健康と福祉を」などが目標となっている．

4 ユニバーサル・ヘルス・カバレッジ（UHC）

　すべての人を対象とした医療保険制度や保健予防サービスのことをユニバーサル・ヘルス・カバレッジ universal health coverage（UHC）という．わが国は戦後まもなく国民皆保険を実現した経験に基づいて，各国での推進のために積極的な国際協力を行っている．

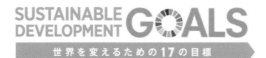

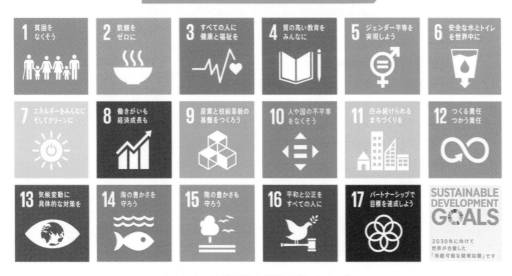

図1-4　**持続可能な開発目標（SDGs）**

5　国際機関

　国際連合 United Nations（UN）は，1948（昭和 23）年に国際的な保健対策を進める目的で世界保健機関（**WHO**）を設立した．すべての人々が到達可能な最高の健康水準に到達するため活動を行い，主な任務としては，国際保健事業の指導と調整，国際連合や各種保健機関・団体間の協働の維持，各国政府の保健事業援助，救難活動の援助，感染症・風土病・その他の疾患の撲滅事業の推進，環境衛生要因の改善，母子保健と福祉の増進，精神保健の促進，保健分野の研究促進，医療従事者の教育などがあげられる．2019（平成 31）年 4 月現在 194 ヵ国が WHO に加盟している．

　このような国際的な多国間の協力機関はほかにも多数ある．国連食糧農業機関 Food and Agriculture Organization（FAO）は，世界の食料糧生産と分配の改善と生活向上を通して飢餓を撲滅することを目的としており，国際的な農業水産林業に関する協議の場ともなっている．コーデックス委員会 Codex Alimentarius Commission（CAC）は，国際食品規格委員会とも呼ばれ，国際的な食品基準を定め，消費者の健康を守るとともに貿易の公正さをはかることを目的としている．国際連合児童基金（UNICEF）は，開発途上国や戦争・内戦で被害を受けている国の子どもの支援や，親に対する栄養知識の普及などの活動を行っている．また，「児童の権利に関する条約（子どもの権利条約）」の普及活動も行っている．

　その他の国際連合の保健関連機関として，国際連合人口基金 United Nations Population Fund（UNFPA），国際連合エイズ合同計画 Joint United Nations Programme on HIV/AIDS（UNAIDS）などがあげられる．

練習問題

　1）　健康とは何か説明しなさい．
　2）　公衆衛生とは何か説明しなさい．
　3）　一次予防，二次予防，三次予防を具体的な例を使って説明しなさい．
　4）　ヒポクラテス，ラマッチーニ，チャドウィックの活動について述べなさい．
　5）　ヘルスプロモーションとは何か説明しなさい．
　6）　疾病の発生に影響を与える要因について例示して説明しなさい．
　7）　典型公害とは何か，また 4 大公害病について説明しなさい．
　8）　世界保健機関の設立目的と活動について述べなさい．

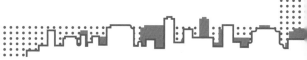

第2章

疫　学

A. 定　義

　疫学は，英語では **epidemiology** という．その語源はギリシャ語の epi（＝upon，上に），demos（＝people，人々），logia（＝science，学）の3つの言葉が組み合わさってできた言葉である．直訳すれば，人々の上におおいかぶさる（人々の間に多発する）事象について研究する学問という意味になる．疫学よりも中国語の流行病学のほうが適訳かもしれない．しかし，もともとは急性感染症の流行機序を明らかにし，その予防を考えることを目的としていた学問なので，「疫学」という言葉は内容を的確に示しているともいえる．

　初期の疫学の対象であった急性感染症の多くは，予防接種の普及，抗生物質の開発，生活環境の改善などにより，ほぼ完全に制御できるようになった．その結果，疫学の対象は，結核，性感染症などの慢性感染症に移り，最近はがん，脳卒中，心臓病などの生活習慣病や原因不明の難病へと広がってきた．

　現代の疫学の潮流を踏まえると，「疫学とは，人間集団を対象にして，人間の健康および疾病異常の原因を宿主 host，病因 agent，環境 environment の面から包括的に考究し，健康増進と疾病予防をはかる学問」という定義がふさわしいといえる．

　包括的考究は，疾病異常の発生には多くの因子が関与するという多要因原因説に基づく考え方である．たとえば，結核菌の曝露を受けた人がすべて結核になるわけではなく，結核の発病には，結核菌に対する個体の感受性（宿主因子）や結核患者との接触しやすい居住条件（環境因子）が関与している．生活習慣病や難病の発生には，多くの因子が関与していると考えられ，発病までの長年にわたる生活習慣 lifestyle を考慮しなければならない．

B. 疫学指標

　疫学の対象である人間集団において疾病異常の頻度と分布を測定するためには，共通の尺度が必要になる．このような尺度を疫学指標という．

　代表的な疫学指標には，罹患率，有病率，死亡率などがある．また，疾病異常の頻度を，

ある因子の曝露を受けた集団と曝露を受けていない集団の間で比較するときには，率の差または率の比を用いる．これらの疫学指標の定義と特徴を要約する．

1 罹患率

　罹患率は観察集団内の各個人が単位観察期間内に病気にかかる危険の大きさを示す指標であり，分子は観察期間内に新発生した患者数，分母は観察対象者の延べ観察期間である．延べ観察期間は観察対象になった人たちの観察期間をすべて加えた値である．1人の対象者を1年間観察した場合の観察期間を1単位とし，1人年という．通常100，1,000，100,000人年を単位として率を計算することが多い．

　観察開始時にすでに目的とする疾病にかかっている者は，はじめから分母に含めない．途中で目的とする疾病にかかった対象者，なんらかの理由で観察ができなくなった対象者は，その時点以降は観察期間から除かれる．対象者が目的とする病気にかかりうる状態のときのみ（危険人口）を分母として数えることになる．

　罹患率（I）は次の式で計算する．

$$I = \frac{観察期間内の新発生患者数}{観察対象者が病気にかかりうる期間の合計}$$

　観察対象者一人ひとりが目的とする疾病にかかりうる期間を正確に測定することは困難なので，現実的な対応として観察開始時と観察終了時の2時点における対象者人口を求め，両者の平均値と観察期間の積を分母の推定値とすることが多い．

　罹患率は疾病の発生状況を直接示すので，もっとも重要な指標と考えてよい．ただし，正しい罹患率を計算するためには，患者の新発生を漏れなく把握することが前提条件となるが，現実的には新発生の把握に系統的な偏りが生じることが多い．たとえば，がん，結核，精神疾患など，発病初期に自覚症状のない疾病は，早期発見対策がよく普及しているところではみかけ上の頻度が高くなる．また，診断技術の進歩により対象疾患の診断基準が時代とともに変化し，過去の頻度と最近の頻度との間に相互比較性を失うこともある．高度の診断技術を要する疾患では，大学病院や総合病院などの施設が存在する地域では，みかけ上の頻度が高くなるという偏りが生じることもある．

　罹患率とよく似た指標に累積罹患率がある．これは観察期間内に目的とする疾病異常が起きる確率または危険度（リスク）を示す指標で，分子は罹患率と同じであるが，分母には観察開始時の人口を使用する．罹患率と同じように，通常は100人，1,000人，100,000人に対する割合で表す．

2 有病率

　有病率はある1時点に集団の中で目的とする疾病にかかっている者の割合を示す指標である．

有病率（P）は次の式で計算する.

$$P = \frac{1\text{時点にある病気にかかっている者}}{\text{観察対象者全員（目的とする病気あり，なしの合計）}}$$

有病率は，罹患率の影響を受けるが，そのほかにもいろいろな因子の影響を受ける. 有病率を大きくする因子としては，有病期間が長いこと，治療の進歩による患者の致命率の低下，観察集団への患者の流入，健康者の流出などがあげられる. また，新しい治療法の開発などによって治癒率が高くなると，有病率は小さくなる.

現実問題として1時点の患者数を数えることができない場合がしばしばあるが，そのようなときには一定期間（たとえば1年間）に疾病異常があった観察対象者，すなわち観察開始時にすでに異常があった観察対象者と期間内に新発生した観察対象者を加えた数を求め，観察期間の平均人口に対する割合で表した指標を用いることがある. これを期間有病率という.

③ 死亡率

死亡率は観察集団内の各個人が単位観察期間に死亡する危険の大きさを示す指標であり，分子は観察期間内に死亡した観察対象者の数，分母は，観察対象者の延べ観察期間である. 延べ観察期間は観察対象者一人ひとりの観察期間を加えた値である.

死亡率を計算するときは，目的とする疾病にかかったのちも死亡する危険があるので，生存している限り観察期間として数える必要がある. 罹患率の場合と同様に，100，1,000，100,000人年に対する率で表すことが多い.

死亡率（M）は次の式で計算する.

$$M = \frac{\text{観察期間内の死亡数}}{\text{対象者について，観察した期間の合計}}$$

死亡に関する資料は豊富であり，年次推移，国際比較なども比較的容易にできる. また，罹患率に比べて把握漏れが少ないが，疾病分類の変更，診断技術の進歩により，疾病によっては年次推移，国際比較において相互比較性に問題が生じることがある. 罹患率が把握できない場合，死亡率で代用することがあるが，致命率の低い疾病，有病期間の長い疾病ではその発生状況を正しく表さない.

④ 致命率, 致死率

致命率または致死率は特定の疾病にかかった者のうち，その疾病が原因で死亡した者の割合であり，主として急性疾患を対象にして，疾病の重症度を示す指標である.

致命率または致死率（F）は次の式で計算する.

$$F = \frac{\text{その疾病が原因で死亡した者の数}}{\text{特定の疾病にかかった者の数}}$$

　比較的短期間のうちに死亡または治癒の転帰が明らかになる疾病では，目的とする疾病にかかってから死亡するまでの期間を問題にする必要はない．しかし，罹患後から長期にわたって死亡が生じうる場合は，24時間以内の致命率，1ヵ月以内の致命率，1年以内の致命率というように期間を区切って示すこともある．

⑤　率の差

　目的とする因子の曝露を受けた集団と曝露を受けていない集団の罹患率の差を寄与危険または罹患率差という．容疑因子が罹患にどの程度の影響を与えているかを絶対量としてみるものである．罹患率の代わりに死亡率を用いることもある．両者を総称して率の差ともいう．

⑥　率の比

　目的とする因子の曝露を受けた集団と曝露を受けていない集団の罹患率の比を相対危険または罹患率比という．容疑因子が罹患にどの程度の影響を与えているかを相対的にみるもので，曝露と疾病罹患との関連の強さを示す指標としてよく用いられる．罹患率の代わりに死亡率を用いることもある．両者を総称して率の比ともいう．

　率の比を使用する代わりにオッズ比 odds ratio を用いることがある．オッズ odds とは，事象が起こる確率 p と起こらない確率（$1-p$）の比〔$p/(1-p)$〕のことを指す．通常の疫学研究では，p に相当する罹患率は大きくても 0.1 程度の小さな値なので，オッズはこれらの率に近似した値をとる．曝露を受けた集団と曝露を受けていない集団のオッズの比がオッズ比である．

　のちに述べる症例対照研究では，症例群と対照群の両群について，因子の曝露者の割合を比較することになるが，両群の曝露のオッズ比が罹患率比の推定となるので，オッズ比によって因子曝露の影響を評価することが多い．

　率比やオッズ比と似た指標として，ハザード比 hazard ratio がある．ハザードとは，事象の発生の有無だけでなく，事象が起こる時間も加味して計算される理論的な尺度であるが，簡潔にいえば，ある時点での事象が起こる確率である．曝露を受けた集団と曝露を受けていない集団のハザードの比がハザード比である．

⑦　寄与割合

　曝露を受けた集団の罹患率が曝露を受けていない集団に比べて絶対量としてどれだけ増加したかという値を，曝露集団の罹患率の中に占める割合でみる方法がある．その指標のこと

を寄与割合（AP）または寄与危険割合といい，次の式で計算することができる．

$$AP = \frac{IR^1 - IR^0}{IR^1}$$

ただし　IR^1：曝露集団の罹患率，IR^0：非曝露集団の罹患率

　たとえば，喫煙者の集団で肺がん罹患率が10万人年当たり200，非喫煙者の集団では25であったとすると，上記の式から寄与割合は，0.875になり，肺がんの罹患率の87.5％は喫煙が寄与していると考える．

8 疫学指標の応用

【例1】罹患率，有病率，死亡率の計算

　ある地域における2009年1年間の結核登録の統計によると，新発生患者数は240人，年末現在の患者数は600人，1年間の死亡数は22人であった．この地域の人口を110万人として，罹患率，有病率，死亡率を計算してみる．

$$罹患率 = \frac{240}{1,100,000} \times 100,000 = 21.8 \quad 人口10万対罹患率は21.8$$

$$有病率 = \frac{600}{1,100,000} \times 100,000 = 54.5 \quad 人口10万対有病率は54.5$$

$$死亡率 = \frac{22}{1,100,000} \times 100,000 = 2.0 \quad 人口10万対死亡率は2.0$$

【例2】率の差（寄与危険），率の比（相対危険），寄与割合（寄与危険割合）の計算

　表2-1は，ある集団を追跡した結果得られた喫煙の有無，喫煙本数別の肺がんおよび虚血性心疾患の死亡率を比較したものである．

　肺がんの例で非喫煙者を基準にして喫煙25本以上の喫煙者について寄与危険，相対危険，寄与危険割合を計算してみる．

$$寄与危険 = 250 - 10 = 240, 喫煙による死亡率の増加は人口10万対240である．$$

$$相対危険 = \frac{250}{10} = 25.0, 喫煙者の死亡リスクは非喫煙者の25倍である．$$

$$寄与危険割合 = \frac{240}{250} \times 100 = 96.0, 喫煙者（25本以上）の死亡率250のうち96.0\%$$

は喫煙による増加分である．

　同じような手順で計算した喫煙本数別の寄与危険，相対危険，寄与危険割合を表2-2に示す．

表 2-1　喫煙の有無，喫煙本数別の肺がんおよび虚血性心疾患の死亡率（人口 10 万対）

死亡原因	非喫煙	喫煙本数		
		1〜14 本	15〜24 本	25 本以上
肺がん	10	50	120	250
虚血性心疾患	450	495	540	675

表 2-2　肺がん，虚血性心疾患死亡率に対する喫煙の寄与危険，相対危険，寄与危険割合

死亡原因	指　標	非喫煙	喫煙本数		
			1〜14 本	15〜24 本	25 本以上
肺がん	寄与危険（人口 10 万対）	–	40	110	240
	相対危険	1.0	5.0	12.0	25.0
	寄与危険割合（%）	–	80.0	91.7	96.0
虚血性心疾患	寄与危険（人口 10 万対）	–	45	90	225
	相対危険	1.0	1.1	1.2	1.5
	寄与危険割合（%）	–	9.1	16.7	33.3

C.　疫学研究の方法と倫理

　　最近の一般的な疫学研究方法の分類を**表 2-3** に示す．疫学研究はまず観察研究 observation study と介入研究 intervention study に大別される．

　　観察研究は，研究対象になった集団の健康状態，疾病の発生状況，生活習慣，食生活，社会的な背景などを観察して，疾病の発生に関与する因子を明らかにしようとする研究方法である．観察研究には，記述的研究，生態学的研究（地域相関研究），横断研究，症例対照研究，コホート研究がある．

表 2-3　疫学研究方法の分類

```
Ⅰ．観察研究  observation study
  a. 記述的研究    descriptive study
  b. 生態学的研究  ecological study
  c. 横断研究      cross-sectional study
  d. 症例対照研究  case-control study
  e. コホート研究  cohort study
Ⅱ．介入研究  intervention study
```

コラム

利益相反

　研究の科学的客観性の確保という観点も研究倫理に含まれるべきものである．研究者が営利を目的とする団体から報酬，研究費，機器などを受けている場合，第三者からみると，研究者は当該団体と関連する研究の結果を公正に判断していないかもしれないという疑念が存在しうる．そのような状態を利益相反 conflict of interest（COI）という．学会発表や論文において申告が必要である．なお，この問題の核心は，利益相反があることではなく，利益相反があることを申告しないことである．

　介入研究は，研究対象になった集団に対して，人為的に容疑因子の曝露状態を操作して，疾病の発生や予後に変化があるかどうかを観察し，その因子の意義を明らかにしようとするものである．倫理的な観点から，介入の内容は疾病予防または予後改善を目的とするものとし，研究への参加によって対象者が不利益をこうむらないように慎重な配慮が必要である．

　疫学研究の実施には，厚生労働省と文部科学省が 2014（平成 26）年に策定し，2017（平成 29）年に一部改正した「人を対象とする医学系研究に関する倫理指針」を遵守する必要がある．研究対象者の福利が科学的・社会的な成果よりも優先されなければならず，また，人間の尊厳および人権が守られなければならない．この指針を遵守した研究計画が，所属研究機関などの倫理審査委員会で諮られなければならない．また，研究対象者に対し，研究について説明したうえで参加の同意（インフォームド・コンセント）を得なければならない．

D.　観察研究

1　記述的研究

　記述的研究 descriptive study は，人間集団における疾病異常の頻度と分布を客観的に記述して，①人の属性，②時間，③場所，の面からみた特徴を明らかにすることであり，疫学調査を実施する場合，最初にとりあげる方法である．これらを記述することにより，集団の中で疾病異常がどのくらいの頻度で存在し，どのように分布しているかを明らかにすることができる．

a　人の属性

　人の属性でとくに考慮すべき重要なものは性別と年齢である．性差は，男女の生物学的な感受性の差によっても生じるし，また，男女の生活環境の差によることもある．すべての疾病の発生には必ず年齢差がみられる．たとえば，感染症の年齢分布はヒトの病原微生物に対する感受性，免疫の程度，感染機会などの年齢による変化と関係してくる．脳卒中，がんなどの生活習慣病の罹患率と死亡率は年齢とともに高くなっている．おそらく長期にわたるいろいろな生活習慣，環境条件などのいわゆるライフスタイルと生理的な老化現象が関係しているのであろう．

b　時　　間

　疾病の時間的な分布は，疾病の発生原因と密接な関係がある．たとえば，食中毒や消化器系感染症の集団発生などは単一の曝露によって起こることが多いが，その場合は日別の分布において1峰性の山ができる．一方，二次感染があるときや曝露が数回起きるときは，2峰性，3峰性の山ができる．

　疾病によっては3年間隔，6年間隔などの周期をもって流行するものがある．たとえば，麻疹は2〜3年おき，風疹は6〜10年おきに流行があるといわれる．季節変動を示す疾病もあり，猩紅熱（しょうこうねつ）は秋から冬にかけて増加するし，脳卒中の発作を起こす時期は冬が多い．

　また，疾病の時間的な分布を知るには年次的な観察も必要である．わが国の死因は，1900年代前半は急性感染症が優勢であったが後半には減少し，次いで脳卒中が増加後に減少し，がん，心臓病が増加した．

c　場　　所

　疾病異常は場所によっても発生の頻度が異なる．たとえば，神経系の難病である多発性硬化症は高緯度の地域のほうが罹患率が大きい．

2　生態学的研究

　生態学的研究 ecological study は，人口集団ごと（国，都道府県，市町村，職域，学校などいろいろな集団に応用できる）に疾病異常と疾病の発生に関連があると考えられる因子の頻度と分布を比較し，相関関係を観察する方法である．既存の統計資料を用いて行われることが多い．地域を対象にしたものなら，地域相関研究ともいう．他の疫学研究方法では個人のデータを扱うことが多いが，この生態学的研究では，1個1個のデータが集団のデータである点が特徴である．

3　横断研究

　横断研究 cross-sectional study は，問診，検診，既存資料などを用いて，曝露に関する情

報と疾病罹患に関する情報を同じ時点で調べる方法である．両者に関連があっても曝露と発病の時間的な関係が明らかでなければ意味づけがむずかしい．一般的に曝露状態が長期間変わらないような因子，たとえば，宗教，人種，血液型，社会経済水準，職業などを問題にするような研究では，横断的な研究で目的を達成することができる．

4 症例対照研究

　症例対照研究 case-control study は，**図 2-1** に示すように目的とする疾病に罹患した者（症例群）と罹患していない者（対照群）の両群を対象として，仮説を立てた容疑因子の曝露状況を比較する方法である．たとえば，食道がん患者 1 人につき同じ病院を受診している他の疾病の患者 2 人を対照として選び，質問票によって生活習慣，食生活，既往歴，家族歴などを聴取して，あらかじめ仮説を立てた容疑因子がその病気の発生に関与しているかどうかをみようという研究をあげることができる．

　症例群と対照群の両群について，容疑因子の曝露ありの者の曝露なしの者に対する比であるオッズを比較することにより，容疑因子が病気の発生にどの程度関与しているかを推定する．

a 調査計画の作成

　研究目的を明確にしたうえで，調査のための組織づくり，調査内容，情報の収集方法，症例の選定方法，対照の選定方法，調査すべき症例数，症例 1 例に対する対照者の数，交絡因子に関する配慮などの基本的な点を検討する．

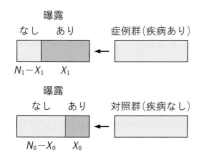

曝露

なし　あり　　　症例群（疾病あり）

N_1-X_1　　X_1

曝露

なし　あり　　　対照群（疾病なし）

N_0-X_0　　X_0

1. 症例群と対照群について，過去に振り返って容疑因子への曝露の有無を観察

2. 両群についてオッズ odds を計算

症例群　$P_1 = \dfrac{X_1}{N_1-X_1}$

対照群　$P_0 = \dfrac{X_0}{N_0-X_0}$

3. 両群のオッズ比 odds ratio（OR と略）を求める

$$OR = \frac{P_1}{P_0}$$

オッズ比の計算例

	曝露あり	曝露なし	計
症例群	40	30	70
対照群	30	60	90

$$OR = \frac{40/(70-40)}{30/(90-30)} = \frac{40\times60}{30\times30} = 2.67$$

図 2-1　症例対照研究の流れ

表 2-4　対照の種類と特徴

項　目	医療機関受診患者	一般住民（健康者）	特殊な集団 （家族，知人，同僚など）
対照の選択	容易	ときにむずかしい	容易
曝露情報の記憶	良好	ときによくない	良好
調査への協力	良好	ときによくない	良好
母集団からの偏り 　容疑因子の分布 　居住地 　社会経済水準	ときにあり ときにあり ときにあり	少ない 少ない 少ない	ときに著しい偏り ときにあり ときに患者群に類似
その他	選定しうる疾患の範囲がむずかしい	脱落者を補足するときの偏りに注意	詳細な調査にも協力良好

b　症例の選定

　まず，研究対象となる疾病異常または病像を明確に定義する．そのうえでどこから症例を得るかを決める．特定の病院にかかった症例で定義に合致する者を選ぶ方法，あらかじめ調査すべき地域住民集団を設定し，決められた期間内にそこから発生した症例全員を選ぶ方法など，いろいろな方法が考えられる．調査対象として選ばれる症例は，必ずしも地域の全症例を代表していなくても，症例の母集団に応じて適切に対照を選定するならば，症例対照研究の妥当性はおかされない．

c　対照の選定

　症例対照研究では対照の選定が研究の成否を決める鍵になることが多い．不適切な対照の選定により，しばしば誤った結論が導かれる．一般的には，症例の母集団と対照の母集団が同じであればよいと考えられているが，この点の判断はむずかしい．

　対照の具体的な選定方法として，病院の受診者から選ぶ方法（病院対照群），その病気にかかっていない一般住民から選ぶ方法（健康者対照群）がある．病院の受診者については受診者名簿，入退院名簿などが完備しているので選定が容易であり，協力も得られやすい．一方，健康者対照群は症例と同一住所地の住民台帳，選挙人名簿，電話帳などから選ぶことが多いが，一般的に関係市町村の協力を得なければならず，そのうえ母集団の規模が大きいので，いろいろ困難を伴う．そのほかに症例の親族，隣人，職場の同僚など特殊な集団から対照を選ぶこともある．いずれも一長一短があり，研究目的および研究を取りまく環境に応じて対照の選定方法を変えなければならない．対照の種類による特徴を表2-4に要約する．

d　情報の収集

　症例の選定に必要な疾病情報としては，入退院記録，外来受診記録，疾病登録，届出情報，死亡診断書，病理組織検査記録，病理剖検記録など，多くの情報源が考えられる．研究

対象とする疾病の種類，研究目的に応じて，これらの情報源から適切なものを選ばなければならない．情報は症例群，対照群ともに同じ基準で収集し，症例群だけとくに詳しく調べるようなことがあってはならない．

　目的とする疾病の発生に関与する因子や本人の背景に関する情報は，面接法，質問紙法，直接の測定などにより，本人または近親者から収集する．本人の過去の医学情報はカルテから転記することができる．そのほかの既存の資料を利用することもできる．疾病の発生に関与する情報を収集することを目的としているので，発病以前の情報を収集しなければならないが，発病直前か，5年前か，10年前かといった判断は，疾病の潜伏期（または誘導期）の長さ，過去のできごとをどの程度正しく記憶しているかなどを配慮して慎重に決めなければならない．

5　コホート研究

　コホート研究 cohort study は，**図 2-2** に示すように目的とする疾病に罹患していない者を対象に，あらかじめ仮説を立てた容疑因子に曝露した者の集団と曝露していない者の集団を設定して両群を追跡し，疾病の発生状況を比較する方法である．両群からの疾病発生状況の差異は罹患率の比，罹患率の差で比較する．

　コホート研究では曝露群と非曝露群から発生する疾病の頻度を直接測定することができるので，因果関係の究明には症例対照研究より優れた方法であるといわれてきたが，最近では両者の妥当性に優劣はつけられないといわれている．

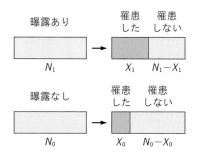

1. 容疑因子の曝露なし群，曝露あり群の両群を将来に向かって追跡して罹患率を測定

2. 両群の罹患率の比と罹患率の差を求めて，発生が曝露と関連を有するかどうかを観察

罹患率の比（相対危険）relative risk（RR と略）

$$RR = \dfrac{\dfrac{X_1}{N_1}}{\dfrac{X_0}{N_0}} = \dfrac{X_1 N_0}{X_0 N_1}$$

罹患率の差（寄与危険）absolute risk（AR と略）

$$AR = \dfrac{X_1}{N_1} - \dfrac{X_0}{N_0}$$

罹患率の比（相対危険），罹患率（寄与危険）の差の計算例（観察期間 1 年間）

	罹患した	罹患しない	計
曝露群	250	1,750	2,000
非曝露群	400	7,600	8,000

$$RR = \dfrac{250/2,000}{400/8,000} = 2.5$$

$$AR = \dfrac{250}{2,000} - \dfrac{400}{8,000} = 0.075$$
（または1,000人年対75）

図 2-2　コホート研究の流れ

表 2-5　コホート研究計画上のチェックポイント

・観察終了（エンドポイント）の基準
・診断基準，診断方法
・コホートの規模
・研究対象集団の選定条件
・観察期間（開始日と終了日）
・追跡情報の収集方法
　　医療機関からの通報，死亡票，健康診断の成績，質問調査（面接，電話，郵便）
・容疑因子（交絡因子を含む）の収集
　　曝露量の推定（開始時，濃度，曝露期間，連続的・断続的）
・転出・転入に関する情報収集

a　調査計画の作成

　コホート研究は，長期間にわたり大規模な人口集団を追跡する場合が多いので，協力体制，経費，マンパワー，対象者の転入・転出などの見通しを立てたうえで研究を開始しなければならない．症例対照研究と同じように，まず研究目的を明確にして，調査のための組織づくりを行い，調査内容を決める．調査計画に関する一般的なチェックポイントを**表 2-5**に示す．

b　コホート研究の型

　コホート研究は，調査を計画した時点の曝露情報に基づいて将来に向かって疾病の発生を追跡する方法と，過去のある時点にさかのぼって曝露情報を調べ，その時点を出発点として疾病の発生を追跡しようとする方法がある．前者を前向きコホート研究，後者を後ろ向きコホート研究という（あるいはヒストリカルコホート研究ともいう）．

　前向きコホート研究では，容疑因子として収集する曝露情報の内容を自由に決めることができ，精度の高い情報を収集できるが，長時間の観察を要する．一方，後ろ向きコホート研究では，すでに記録されている曝露情報に限られる．しかし，調査開始時にすでに疾病の発生状況が把握されている場合が多いので，結果を得るまでの時間が短い．

　前向きコホート研究は大規模な集団から情報を収集する必要があり莫大な費用を要するが，コホート研究の過程で発生した症例とコホート全体から抽出した対照を用いて症例対照研究を実施することにより費用を節約することができ，調査の精度も維持できる．

c　コホートの設定

　コホートを設定するときは，あらかじめ目的とする容疑因子に曝露した者の頻度，対象疾病の罹患率を考慮したうえで，コホートの規模，観察期間，曝露情報および症例発生情報の収集方法などを決めなければならない．前向きコホート研究の場合，観察期間終了時までに追跡不能例がどの程度の数になるかの見通しを立てて，コホートを設定する．コホートを設定する集団には，地域住民，職場の従業員，特殊な集団（宗教集団，放射能被曝集団，保険加入者，退役軍人，同窓会員…）などがあり，目的に応じてできるだけ効率のよいコホート

の設定を行う.

コホートの構成員は観察開始時に目的とする疾病にかかっていてはならない. 全員の健康状態を確認して, 目的とする疾病にかかっている者は追跡対象から除外する必要がある. 慢性疾患で罹患初期の確認が困難な場合は, 観察開始時に罹患していても見逃すことがある. そのような症例を除外するために, 観察開始後まもない時期にみつかった症例も含めて除外することもある.

d　情報の収集

曝露情報は, 観察開始時に質問票の自己記入, 面接, 既存資料の転記, 健康診断 (身体計測, 臨床検査, 診察) などによって集中的に収集する.

コホートの設定以降に新発生する患者情報を把握する方法としては, 医療機関からの通報, 死亡票の定期的な検索, 定期的な検診, 質問票の発送, 面接, 電話など, いろいろな方法があるが, 調査計画の段階であらかじめ情報収集方法とそのタイムテーブルを決めておかなければならない.

e　偏りの原因

対象集団の選定の仕方によりいろいろな偏りが生じる. 前向きコホート研究では, 観察開始時には結果がわかっていないので曝露情報の収集に関する偏りは少ないと考えられる. しかし, 生命保険加入者, 職場の従業員などに設定したコホートでは, 一般住民の集団より健康者の割合が高いと考えられるので, 曝露による健康影響を過小評価することが予想される. このような偏りを健康作業者効果という.

調査の途中で追跡不能になる対象者がいる. 追跡不能が容疑因子の曝露水準や罹患と無関係の場合は, 追跡不能者を除外して評価すればよいが, 病気にかかった者や曝露を受けた者が選択的に追跡不能になる場合は, 結果が大きく歪められる. できるだけ追跡不能者を出さないように努力をしなければならない.

同様のことがコホート設定時の不参加者についてもいえる. コホートを設定しようとした集団の中で不参加者が大勢でた場合は, 結果の普遍化は困難である.

⑥　症例対照研究とコホート研究の比較

症例対照研究と前向きコホート研究, 後ろ向きコホート研究の特徴を**表2-6**に要約する.

表2-6　症例対照研究とコホート研究の比較

項　目	症例対照研究	前向きコホート研究	後ろ向きコホート研究
対象集団の大きさ	小さい	大きい	
調査期間	短い	長い（とくに潜伏期の長い疾病，頻度の低い疾病）	短縮できる
費用・労力	少ない	多い	前向きコホートより少ない
希少疾患の研究	適	不適	特殊な集団で可能（特別な曝露を受けた職業集団）
人口移動の大きい集団	可能	不可能	できることもある
対象の偏り	致命率の高い疾病，把握率の低い疾病では偏りあり	罹患情報の把握方法により，ときにあり	
曝露情報の正確性	よくない（記憶に頼るため）	よい	既存の記録に依存
診断の正確性	よい	よくない（診断方法の統一や罹患の把握が難しい場合がある）	
相対危険の計算	オッズ比で近似	できる	
罹患率の測定	できない（推定可能な場合あり）	できる	
寄与危険の計算	できない（寄与危険割合はできる）	できる	
他の疾病，他の容疑因子の評価	複数の容疑因子の評価ができる	複数の疾病の評価ができる	

E.　介入研究

　介入研究 intervention study は目的とする疾病に罹患していない者を対象に，目的とする容疑因子の曝露状態を人為的に変更することにより，疾病の発生状況などを評価しようとする研究方法である．

　介入の内容は，疾病予防や予後改善に有利に作用する方向に目的とする容疑因子の曝露状態（治療，検診などの医療上の介入も含む）を変更する場合に限られる．たとえば，虚血性心疾患の予防に関して脂肪摂取量の制限，持続的な運動の実施などが介入の例としてあげられる．また，胃がん検診の効果を判定する目的で検診を実施して，胃がんによる死亡の減少をみることも介入研究の例である．

　介入の効果は，人為的に曝露状態を変更した介入群と特別な介入を行わない対照群の両群からの疾病発生状況，予後の改善状況を比較することによって評価する．その方法はコホート研究と同じである．通常，対象者を無作為（ランダム）に介入群と対照群に割付けし，結果に影響を与えるような偏りをできるだけ少なくするランダム化比較試験として行われる．

　医療機関受診の患者を対象にして薬剤，手術の効果などを評価するための介入研究を臨床

試験といい，健康者を対象にして保健指導，検診，予防接種の効果などを評価するための介入研究を野外試験という．

　臨床試験の対象者の選定に当たっては，厳密な診断基準が必要であり，対象に加えられる症例は一定の水準で均一性を保つことが望まれる．一方，野外試験は大規模な一般人口集団が対象になる場合が多い．コホート研究と同じように長期間追跡を要する場合が多いので，費用と効果を十分に考慮して研究計画を立てなければならない．

　介入の対象が個人単位ではなく地域単位のことがある．このような介入研究を地域介入研究という．高血圧予防のための食生活改善キャンペーンを実施した地域と特別なキャンペーンを実施していない地域を設定し，両地域の高血圧発生の変化を比較しようという研究がよい例である．このような介入研究を実施する場合，通常，無作為に割付けることはむずかしく，比較すべき地域間に疾病の発生に関与するいろいろな因子の曝露状態が異なっている可能性もあり，研究結果の解釈には十分注意しなければならない．

F. 誤　差

　疫学研究の結果得られる値と真の値との間にいろいろな理由でずれが生じる．このようなずれのことを統計学では誤差 error という．誤差には**表 2-7** に示すように偶然誤差，系統誤差があり，系統誤差のことを疫学では偏り bias という．偏りには，選択の偏りと情報の偏りがある．

　とくに疫学研究において偏りには慎重に対処しなければならない．その理由は，疫学研究の対象となった集団の一人ひとりに研究計画どおりの厳密な指示ができないこと，できるだけ研究対象者に負担をかけないで情報収集をしなければならないこと，研究途中で脱落がしばしば起きること，集団を代表する標本を得ることが困難であることなどがあげられる．この点は動物実験とまったく異なる点であり，疫学研究の困難な点である．

　どのような偏りが生じて，結果にどのような影響を与えるかということを研究計画の段階で十分に検討して，偏りを最小限に抑える方法を考える必要がある．また，研究の性格上偏

表 2-7　**誤差の種類**

偶然誤差
・標本抽出に伴う誤差で，標本の大きさに依存 ・誤差の大きさは統計学的に推測可能 ・誤差の許容限度に応じて，標本数が決められる ・誤差を 0 にすることはできない
選択の偏り
・対象者の選定方法による誤差
情報の偏り
・測定方法などによる誤差

りが避けられない場合は，解析の段階で偏りを除去するための情報をできるだけ多く収集するよう努力して，結果の解釈を誤らないようにしなければならない．

1 偏りの種類と内容

　偏りは疫学研究のいろいろな段階で生じる．主な偏りとして，研究対象の選択時に生じる選択の偏り，情報収集時に生じる情報の偏りがある．さらに，調べようとする容疑因子以外の潜在的な因子である交絡因子による影響も偏りの一種である．以下に偏りの例を示す．

a　選択の偏り

- 調査時点における有病者を研究対象に選ぶと，重症患者で死亡してしまった者，軽症例で治癒した者が除かれる．罹患後間もない症例のみを研究対象にすれば，この偏りは除かれる（有病者・罹患者の偏り）．
- 入院患者のみを対象にすると，疾病によっては重症例に偏ることがある（入院の偏り）．
- 未回答者，協力拒否者には，重症例や特定の因子をもつ者が多いかもしれない（未回答者の偏り）．
- 会の出席者，会員など特定の集団に属する者は，一般住民と意識に差があるかもしれない．また，会社従業員の集団には一般住民よりも健康者が多く集まっているかもしれない（所属集団の偏り）．

b　情報の偏り

- 故障した測定機器により測定値が真の値から一定方向にずれる（測定機器の偏り）．
- 症例群を面接するとき，容疑因子の曝露があるのではないかと疑う（曝露予知の偏り）．
- 質問の仕方，質問の繰り返しにより思い出し方に差が生じる（想起の偏り）．
- 症例群は対照群よりも家族員の健康に強い関心をもつ（家族情報の偏り）．
- 被面接員が心配していることに正しく答えない（心配による偏り）．
- 面接技術が原因で系統的な誤りが生じる（面接者の偏り）．

2 交絡因子

　目的とする容疑因子以外の表面に出ない潜在的な因子で，疾病の出現頻度に影響を与え，かつ調べようとする容疑因子と関連を有する場合，交絡因子という．
　交絡因子の可能性のある因子については，調査計画の段階で必ず情報を収集して，データの解析に際してそれらの因子を補正できるようにしなければならない．

3 偏りの除去

　偏りを避けるには研究対象者の選択方法および情報の収集方法を調査計画の段階で十分に

検討しておく必要がある．交絡因子の影響を除外するためには，①調査時に交絡因子に関する情報を得る，②調査対象者を特定の層（性，年齢）に限定する，③マッチングを行う，④無作為割付けを行う，⑤層化，標準化，多変量解析を行う，などを考慮しなければならない．

　マッチングは，交絡因子による影響を除くために特定の因子の分布を症例群と対照群の両群同じくする方法である．一般的なマッチングの項目として，性，年齢，居住地，受診医療機関などが考えられる．症例対照研究であまり多くの項目をマッチングさせると，対照群の選定が制限され，相対危険の推定を誤ることがあるといわれている．マッチングの方法としては，症例ごとにマッチングを行う方法（個別マッチング），各層の分布を一致させる方法（たとえば各年齢層の人数が合うように対照を選定する度数マッチングという方法）などがある．

　介入研究のように人為的に曝露状態を変更させる場合は，無作為に介入群と対照群を割付けることにより，交絡因子の分布を理論的に等しくすることができる．また，研究計画の時点で認識されていない未知の交絡因子についても，その分布が比較群間で一様になることが期待できる．この方法はがんのスクリーニングをはじめ広く公衆衛生上の保健予防対策の評価に用いられる．

　性別，年齢なども重要な交絡因子であるが，これらに関しては情報が収集してさえあれば，各交絡因子の水準に応じて層化を行い，層ごとに比較することができる．層ごとの比較では例数が少なくなり，そのために偶然変動が大きくなる場合は，交絡因子を調整した値を推定することができる．

G.　因果関係の判定

　疫学調査の結果に基づいて調べようとする疾病と容疑因子との間に因果関係があるかどうかを判断する基準として，McGraw-Hill は表 2-8 に示す 9 項目の条件を提示した．目的とする疾病と容疑因子との間に統計的な相関関係があっても，ただちに因果関係があるとは限らない．とくに横断研究では，原因と結果が想定と逆であっても統計的な関連がみられることに注意しなければならない．

表 2-8　因果関係を判定する 9 項目の基準（McGraw-Hill）

項　目	内　容
強固性	容疑因子の曝露集団，非曝露集団の発生比（相対危険）が大
一致性	方法，場所，条件，時，集団が異なっても同じ結果
特異性	容疑因子の曝露と疾病発生との関連が必要かつ十分条件
時間性	容疑因子の曝露は疾病発生の前
生物学的傾斜	容疑因子の曝露量と罹患率が比例する場合，因果関係の可能性が強い
生物学的妥当性	細胞，組織，器官などの反応が，現在の生物学の知識に矛盾しない
証拠の整合性	記述疫学的な特徴が因子の曝露水準の分布とよく一致
実験的な証拠	容疑因子の除去により発生がなくなる
類似性	原因がわかっている類似疾患の疫学像，臨床像とよく一致

H.　スクリーニング

1　定　義

　スクリーニングとは，疾病の早期発見を目的として行われるべきものであり，いわゆる二次予防に属する．1951（昭和 26）年の慢性疾患予防に関する慢性疾患専門委員会（WHO）は，「スクリーニングとは，速やかに実施できる試験，検査，その他の手技を用いて，無自覚の疾病または欠陥を暫定的に識別すること」と定義している．無自覚の健常者を対象にして実施することが一般的であるスクリーニングは，異常が発見される可能性が小さいため，時間的にも，また肉体的・精神的にも苦痛を与えることをできるだけ避けるべきであり，「速やかに実施できる」ものである必要がある．「疾病または欠陥を暫定的に識別すること」と定義されているように，スクリーニングとは確定診断を目的とするものではなく，あくまで一定の基準で異常とされる者を区別するためのものである．結果が数値で表される定量的検査にて，異常あり，異常なしを分けるための基準とする値をカットオフ値という．

2　方　法

　スクリーニングはもともと感染症対策の一環として発展してきた．たとえば，胸部の X線撮影は肺結核患者の発見に，また血清検査は梅毒患者の発見に大きな役割を果たしてきた．最近では，非感染性の疾病であるがん，高血圧，糖尿病などの生活習慣病の対策において，各種の検査を組み合わせてスクリーニングが実施されている．

　スクリーニングの実施に際して，前に述べたように健常者を対象とするゆえの各種の制約を考慮し，多くの人々が参加できるように配慮しなければならないが，同時に採用する方法の精度についても十分な検討が必要となる．精度を評価する指標の 1 つとして，敏感度（ま

たは感度）sensitivity（*Se*）と特異度 specificity（*Sp*）があり，次の式で計算する．

$$Se = \frac{\text{検査で異常ありと判定される者の数}}{\text{疾病をもつ者の数}} \times 100$$

$$Sp = \frac{\text{検査で異常なしと判定される者の数}}{\text{疾病をもたない者の数}} \times 100$$

【例】敏感度，特異度の計算

表 2-9 は，ある病院外来患者集団とある地域住民集団を対象にした，ある検査の所見と実際の疾病の保有状況をまとめたものである．病院外来患者集団でのこの検査の敏感度，特異度を計算してみる．

$$\text{敏感度} = \frac{90}{100} \times 100 = 90\%$$

$$\text{特異度} = \frac{285}{300} \times 100 = 95\%$$

地域住民集団でのこの検査の敏感度，特異度の計算の手順および結果は**表 2-9** に示すとおりである．

スクリーニング検査の精度の評価，従来の検査と新しい検査の比較には，受信者動作特性曲線 receiver operating characteristic curve（**ROC 曲線**）という視覚的な指標を用いる．まず，注目する検査の，あるカットオフ値に基づく異常あり/なしの区分に関して，敏感度と特異度を計算する．その結果を，縦軸を敏感度，横軸を（100－特異度）とするグラフにプロットする．同様に，他のさまざまなカットオフ値による敏感度と特異度を計算し，プ

表 2-9　**敏感度と特異度**

1）病院外来患者集団のスクリーニングの場合					精　度	
		疾　病		計	有病率	（100/400）×100=25%
		あり	なし		敏感度	（90/100）×100=90%
検査	異常あり	90 人	15 人	105 人	特異度	（285/300）×100=95%
	異常なし	10 人	285 人	295 人	陽性反応的中度	（90/105）×100=85.7%
計		100 人	300 人	400 人	陰性反応的中度	（285/295）×100=96.6%
2）地域住民集団のスクリーニングの場合					**精　度**	
		疾　病		計	有病率	（100/10,000）×100=1%
		あり	なし		敏感度	（90/100）×100=90%
検査	異常あり	90 人	495 人	585 人	特異度	（9,405/9,900）×100=95%
	異常なし	10 人	9,405 人	9,415 人	陽性反応的中度	（90/585）×100=15.4%
計		100 人	9,900 人	10,000 人	陰性反応的中度	（9,405/9,415）×100=99.9%

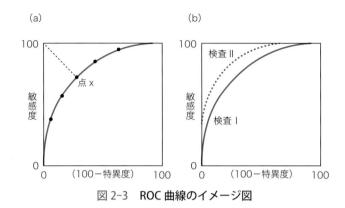

図 2-3　ROC 曲線のイメージ図

ロットすることで描かれる曲線が**図 2-3**（**a**）に示すような ROC 曲線である．

　この ROC 曲線の上でグラフの左上方の隅との距離が最短となるところ（点 x）が，この検査の敏感度と特異度のバランスが最適となるカットオフ値である．ただし，見逃しが重大な結果となる場合は，敏感度が高くなるようにより右上の点を，多数の精密検査を行うことが困難な場合は，敏感度が高くなるようにより左下の点をカットオフ値とすることもある．また，異なる 2 つの検査の ROC 曲線を描いた**図 2-3**（**b**）において，グラフのより左上方に曲線を呈した検査 II（破線）のほうが優れた検査ということになる．

　スクリーニング検査では，どのような集団を対象とするかも重要である．たとえば，病院外来患者集団と地域住民集団の両者で敏感度が 90％，特異度が 95％という検査がある（**表 2-9**）．病院外来患者のように疾病を有する確率の高い集団と違って，健常者が圧倒的に多く有病率が低い地域住民集団では，疑陽性の絶対数がきわめて大きい．すなわち，検査異常者中の疾病ありの者の割合（陽性反応的中度 predictive value of a positive test）が小さくなってしまう．これは，がんのような疾病のスクリーニングで多くの健常者に不安と精密検査などの負担を与えることにつながる．

　このように敏感度と特異度が高値であることはスクリーニングに必要な条件であるが，対象集団における疾病の有病率によって影響される検査の的中度も併せて考慮しながら有効な検査を採用する必要がある．

　そのほかにスクリーニング検査は以下の条件を満たす必要がある．
①集団に実施可能であること
②継続的に実施可能であること
③精密検査または治療と連携していること
④治療効果のある早期の段階で疾病を発見できること
⑤実施により対策の効率の向上につながること

3　種類と実際

　スクリーニングは地域，学校，職場などで行われるもの以外に，保健所，医療機関で行わ

れるものもある．スクリーニングの内容，対象の種類，目的などに基づき，WHO のレポート（WHO Public Health Paper 34 "Principles and practice of screening for disease", 1968）はスクリーニングを以下のように分類している．

■スクリーニングの種類

集団スクリーニング：対象を選択せずに，全人口集団を対象にした大規模なスクリーニング．

選択的スクリーニング：あらかじめ罹患危険度の高いグループ（ハイリスク・グループ）を選択して行うスクリーニング．対象が選択されてもなお大規模なスクリーニングであることもあり，集団スクリーニングの一形態と考えてよい．

多項目（多相）スクリーニング：数種類のスクリーニング検査項目を組み合わせて行われる集団スクリーニング．

患者発見（疾病早期発見）スクリーニング：患者に治療を施すことを目的とするスクリーニング．

人口集団調査または疫学調査：治療を念頭に置いて患者を発見することではなく，異常の発生状況や経過などを調査することを目的とするもの．

サーベイランス：サーベイランスとは，「継続的に厳重な監視を行うこと」と定義される．また，ある時間間隔をおいてスクリーニング検査を繰り返しながら長期間の経過を監視するという意味で使うこともある．

スクリーニングにより特定の疾病を発見しても，その後の治療への橋渡しが重要な問題となる．たとえば，高血圧が発見されても自覚症状がないために治療を受けない患者の多いことなど，今後解決されなければならない課題も多い．

I. 根拠（エビデンス）に基づいた医療および保健予防対策

1 エビデンスの質のレベル

疫学研究から得られた根拠（エビデンス）に基づいた医療 evidence-based medicine（**EBM**）や保健予防対策 evidence-based public health（**EBPH**）を講じることが求められている．そのさい，エビデンスの質のレベルを考慮する必要がある．以下に介入効果を知りたい場合の基本的な考え方を示す．

■エビデンスの質のレベル（質の高いもの順）

Ⅰ．系統的レビュー/ランダム化比較試験のメタアナリシス

Ⅱ．1つ以上のランダム化比較試験

Ⅲ．非ランダム化比較試験

Ⅳ．コホート研究，症例対照研究，横断研究

Ⅴ．記述的研究

Ⅵ．患者データに基づかない，専門委員会や専門家個人の意見

　介入研究，とくにランダム化比較試験のエビデンスが上位に位置づけられ，さらに目的とするテーマのランダム化比較試験を漏れなく探し（系統的レビュー），その結果を統合した（メタアナリシス）ものが最上位に位置づけられている．次いで観察研究のコホート研究，症例対照研究や横断研究のエビデンス，そして記述的研究のエビデンスという順番に並ぶ．

　ただし，テーマによっては，介入研究の実施が不可能なために，コホート研究などの分析的な観察研究のエビデンスが最良と考えられる場合がある．また，コホート研究と症例対照研究は，前に述べたように疾病の有病率などを考慮して選択されるので，エビデンスの質のレベルに優劣があるとはいえない．

2　エビデンスの活用と診療ガイドライン

　介入研究，とくにランダム化比較試験にて益が明らかになった介入は，医療や保健予防対策の場での活用が検討される．しかし，実際の医療や保健予防対策の状況は介入研究が行われた状況と異なること，さらに医療や保健予防対策は限られた資源の中で行われるべきものであることから，以下の考え方を理解する必要がある．

　効能 efficacy：介入研究の結果が示唆するもの．介入が理想的な状況で行われ，その介入を受け入れた者に害よりも益をもたらすかどうか．

　効果 effectiveness：介入が通常の状況で行われ，害よりも益をもたらすかどうか．効果がないという現象は，通常の状況に含まれる幅広い層の人には介入の効能がないこと，そのような人がその介入を受け入れないこと，あるいはその両者によって起こりうる．つまり介入が実用的なものであるかどうか．

　効率 efficiency：介入にかかる資源を考慮して介入にどれくらいの益があるか．

　診療ガイドラインとは，診療上の重要度の高い医療行為について，エビデンスの系統的レビューとその総体評価，益と害のバランスなどを考量して，臨床現場における診療方法に関する患者と医療者の意思決定を支援するために最適と考えられる推奨を提示する文書である（『Minds 診療ガイドライン作成の手引き 2014』より改変）．診療ガイドラインの中でのエビデンスの紹介に際して，前に述べたエビデンスの質のレベルも記されている．

　ただし，診療ガイドラインはあくまで一般的な状況で推奨できる診療方法を提示するものである．患者の詳細な状況と医療者の経験を勘案し，患者と医療者の協働で最終的な決断を行わねばならない．

練習問題

1) 罹患率，累積罹患率，有病率，死亡率，致命率を定義を述べなさい．

2) 率の差とは何か説明しなさい．

3) 率の比とは何か説明しなさい．

4) 観察研究と介入研究の相違点を述べなさい．

5) 症例対照研究とは何か説明しなさい．

6) コホート研究とは何か説明しなさい．

7) 症例対照研究とコホート研究の特徴を表に示しなさい．

8) 疫学調査で生じる主な偏りについて説明しなさい．

9) 偏りを除去する方法について述べなさい．

10) 因果関係の有無を判断する基準について述べなさい．

11) 鉄欠乏性貧血（血色素と血清鉄の量で判定）のスクリーニングを眼瞼結膜の色調検査で行った場合，この検査の敏感度と特異度を算出するための方法について述べなさい．

12) 胃がんのスクリーニング検査の陽性者（精密検査が必要と判定された者）の的中度を知るために必要な情報について述べなさい．

13) 疫学研究のエビデンスの質のレベルについて説明しなさい．

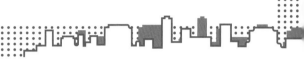

第3章

統 計 学

A. 統計学の基本的事項

1 統計とは

　統計解析を行う目的は，集団のもつ特徴をわかりやすく示すことである．その過程においては，集団についての情報すなわちデータを集め，以下に述べる統計的手法の規則に従い，分析を進める．

2 母集団と標本

　調査によって特性を知ろうとする対象全体を母集団という．たとえば，日本人全体，A県の65歳以上の者，B社に勤務する男性，などのように明確に定義された母集団が設定される．母集団に含まれる対象者全員に対して調査を行うことが現実的に不可能な場合や，母集団全体に対して調査を行う意義に乏しい場合は，母集団から抽出された一部の対象者について調査を行う．この母集団から抽出された一部の対象を標本といい，標本に対する調査を標本調査という．一方，母集団に対する調査を全数調査または悉皆調査という．標本調査の場合でも，最終的な目的はあくまでも母集団についての特性を知ることであるから，標本調査の結果をもとに，後述する統計学的推論の手法を用いて母集団の特性を推測する過程が加わる（図3-1）．

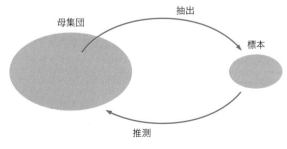

図3-1　母集団と標本の関係

標本調査において，母集団の特性を正確に推測するためには，母集団の代表性が保たれた（母集団と比べて偏りのない）標本が抽出されていることが重要である．標本を抽出するさいの手法の原則となるのは無作為抽出で，母集団に属する個々が標本として抽出される確率が等しくなる抽出方法である．無作為抽出には，単純無作為抽出，系統抽出，層化無作為抽出，多段抽出などがある．

3 統計的手法

実際に統計解析を進めるさいの統計的手法には，記述統計と分析統計がある．記述統計は基本統計量の算出などにより集団の特性を示すものであり，分析統計は統計学的推論（検定や推定）の手法を用いて，標本から母集団の特性を推測するものである．分析統計の手法は，データのもつ特性に従って適切に選択する必要があるため，統計解析を行うさいは，すぐに分析統計を行うのではなく，まず記述統計を行い，データの特性を前もって明らかにしておくことが欠かせない．

B. データの種類と分布

1 データの種類（表3-1）

データには質的データ（カテゴリーデータ）と数量データがある．男女など2種類のみのデータを二値尺度ということもある．文章などのデータも質的データということがあるが，ここでいう質的データとは異なるので注意が必要である．

数量データを質的データに変換することは，たとえば，一日当たりの飲酒量（エタノール摂取量：g）を少量（23 g未満），中等量（23 g以上46 g未満），大量（46 g以上）などと分類することにより可能であり，これをカテゴリー化という．逆に質的データを数量データに変換することはできない．

統計解析を実施するさいには，取り扱うデータの種類をあらかじめ認識しておくことが必

表3-1　データの種類

質的データ	名義尺度	順序が意味をもたない	例　性別（男女），婚姻の状況（未婚，既婚，離婚，死別）
	順序尺度	順序が意味をもつ	例　重症度（軽症，中等症，重症），週の運動回数（2回以下，3〜5回，6回以上）
数量データ*	間隔尺度 比尺度	間隔のみが意味をもつ 比が意味をもつ（〜倍といえる）	例　温度，時刻 例　身長，血圧

下に行くほど測定が厳密となる．
*数量データを連続データと離散データに分類することもある．

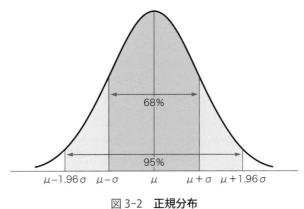

68%

95%

$\mu-1.96\sigma$　$\mu-\sigma$　　μ　　$\mu+\sigma$　$\mu+1.96\sigma$

図3-2　正規分布

要である．データの種類によって示すべき統計量や分析の方法が異なるからである．

2 分　布

　正規分布はもっとも代表的な分布である（**図3-2**）．医学データを含む多くの自然現象が正規分布し，このことを前提とした検定や推定の方法を用いて分析を行うことが多い．正規分布には以下の特徴がある．①平均を中心とした左右対称の釣り鐘型（ベル型）をした連続的な分布である，②平均値と中央値と最頻値が等しい，③平均（μ）と分散（σ^2）という2つのパラメーターによって決定される，④$\mu-\sigma$と$\mu+\sigma$の間に全体の面積の68%が，$\mu-1.96\sigma$と$\mu+1.96\sigma$の間に95%が含まれる．

C. 記述統計

　記述統計の過程では，基本的な統計量を示すことにより集団の特性を明らかにする．取り扱うデータの種類が数量データか質的データかにより，示すべき統計量が異なる．

1 数量データの記述統計

数量データについては代表値とばらつきの尺度の2つの基本統計量を示す．

a 代表値

算術平均：単に平均というとこの算術平均を指すことが多い．各対象者のデータの値を合計し，対象者の数（n）で割る．

$$\bar{x} = \frac{\sum x_i}{n}$$

幾何平均：各データの値を対数変換した数値の算術平均を求め，それを指数変換する．

$$a = \frac{\sum \ln x_i}{n}$$

$$G = e^a$$

中央値：全データを大きさの順に並べたときに中央に位置する値.

最頻値：もっとも出現する頻度が高い値. 1つとは限らない.

ここにあげた4つの統計量のうち，どれを代表値として採用するかはデータの分布により決定する. そのためには，代表値の計算に先立ち度数分布表やヒストグラムを作成する. 度数分布表は数量データをカテゴリー化し（階級分けともいう），各カテゴリーに属するデータの数（度数）を記載して作成する. 度数分布表を柱状のグラフとして図示したものがヒストグラムである. 度数分布表やヒストグラムを作成したら，正規分布のような左右対称の分布なのか，それ以外の左右非対称の分布なのかを確認しておく. 前者の場合は，平均を代表値とする. 後者の場合は，平均ではなく中央値や最頻値が適する. 各データを対数変換した値が正規分布する場合は幾何平均を採用する.

b ばらつきの尺度

範囲：データの最大値ならびに最小値，あるいは最大値から最小値を引いた値を示す. 一般的には標本サイズが大きいほど範囲は大きくなるため，標本サイズの異なる集団間の比較には適さない.

分散：各データと平均との差を2乗したものを合計し，（データの個数−1）で割る.

$$\sigma^2 = \frac{\sum (x_i - \bar{x})^2}{n-1}$$

標準偏差：分散の平方根を求める.

$$\sigma = \sqrt{\sigma^2}$$

四分位値，パーセンタイル値：大きさの順に並べた全データを4分の1ずつに区切る値を，小さい方から第1四分位値，第2四分位値，第3四分位値という. 第2四分位値は中央値でもある. 同じように，大きさの順に並べた全データを任意の割合に区切る値をパーセンタイル値という. 第1四分位値は25パーセンタイル値である. 25, 50, 75パーセンタイル値や5, 95パーセンタイル値を示すことが多い.

代表値と同様に，散らばりの尺度もデータの分布によって適切に選択して示す. 正規分布のような左右対称の分布の場合は分散または標準偏差，左右非対称の分布の場合は四分位値やパーセンタイル値が適する.

2 質的データの記述統計

質的データについては，たとえば，男性64%，女性36%などのように，それぞれの構成割合を示す. 各カテゴリーに含まれる対象者の数を対象者全員の数で割る. 構成割合を図示

する場合には円グラフを用いる．帯グラフを用いるとカテゴリー間の構成割合の比較が容易となる．

3　相関と回帰

　収縮期と拡張期血圧などの，2つの数量データの間にどのような関連があるのかを観察したい場合は，まず散布図により視覚的に確認する（**図3-3**）．散布図はx軸に一方の変数（たとえば収縮期血圧）を，y軸に他方の変数（たとえば拡張期血圧）をとり，対象者一人ひとりについて2つの変数の値に該当する点をプロットして作成する．散布図を描くことにより，2つの変数の関連の形状（直線的か，曲線的か，その他の形状か），直線的な関連がある場合の関連の強さや符号（正か負か），外れ値（他の観察対象と比べて極端に大きいまたは小さい値）の有無などを知ることができる．

　散布図で2つの変数の間に直線的な関係（相関関係）がありそうなことがわかり，その関係の程度を知りたい場合に，相関係数を計算する．相関係数は−1から1までの値をとり，2つの変数の直線的な関係が強いほど絶対値が1に近くなる．一方が増加すると他方も増加するような正の相関関係がある場合は，相関係数の符号はプラスとなり，一方が増加すると他方が減少するような負の相関関係がある場合は，相関係数の符号はマイナスとなる．2つの変数にまったく関係がない場合の相関係数は0となる．相関係数（r）は次のように計算する．

$$r = \frac{\sum (x_i - \bar{x})(y_i - \bar{y})}{\sqrt{\sum (x_i - \bar{x})^2 \sum (y_i - \bar{y})^2}}$$

（x_i, y_i は対象者iの変数x, yの値，$\bar{x}$, $\bar{y}$ は変数x, yの平均値）

　相関係数を解釈するさいには次の点に注意が必要である．①絶対値が1に近い相関係数が

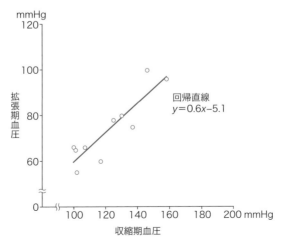

図3-3　散布図と回帰直線

算出された，つまり，強い相関関係があると考えられたからといって，2つの変数の間に因果関係があるとはいえないこと．因果関係とは一方が他方の原因となっているような関係のことである．②相関係数は外れ値の影響を受ける．したがって，相関係数を計算する前に，散布図で外れ値の有無を確認しておく．③異なる特性をもつ複数の集団を観察対象集団としてまとめて分析した場合に，見せかけの相関が観察されることがある．④標本サイズが大きい場合には統計学的に有意な相関が観察されやすい．

　回帰とは，2つの連続変数x，yの数量的な関係を$y = ax + b$の直線に当てはめて表すことである．この式を回帰式といい，xを説明変数，yを目的変数，aを回帰係数，bを切片という．回帰式があらかじめ得られていれば，変数x，yを実際に観測していなくても，回帰式に任意のxを代入することによりyの値を予測することが可能となる．回帰式を図示したものを回帰直線といい，通常は散布図とともに示す．

4　分割表による集計

　2つの質的データの関係を観察したい場合に，分割表による集計を行う．これをクロス集計という（**表 3-2**）．数量データをカテゴリー化すれば，質的データと数量データ，または2つの数量データの関係についても分割表の作成により観察できる．クロス集計では，各区分に含まれる対象者の割合を比較して，2つのデータの関連性の有無を検討する．統計学的に意味のある関連性があるのかどうかについては，後述する検定を行い判断する．

表 3-2　**2×2 分割表**

属性A ＼ 属性B	あり	なし	
あり	a	b	a+b
なし	c	d	c+d
	a+c	b+d	

D.　分析統計

　記述統計の結果を十分に吟味し，データの特性を理解した後に，分析統計の過程に移る．分析統計では標本から得られた記述統計の結果をもとに，統計学的推論の手法を用いて母集団の姿を推測する．

1　検定と推定

　統計学的推論には検定と推定がある．検定では，母集団についての仮説を設定し，その仮説を採用するかしないかを決定する．そのさいには，標本の観察結果をもとに計算した統計

量を，あらかじめ決めておいた基準と照らし合わせて判断を行う．推定では，標本で観察された平均などの統計量が，母集団ではどのような値となるのかを推測する．

2 検定の手順

　検定の手順は，①帰無仮説を設定する，②帰無仮説を採用するかしないかの基準（有意水準または危険率といい，5%や1%を採用することが多い）を設定する，③実施する検定に必要な統計量を計算する，④この統計量をもとに得られる確率と有意水準を照らし合わせて，仮説を採用するのか棄却するのかを判断する，という順に進める．帰無仮説を棄却する場合は「有意水準5%で統計学的な有意差あり」，採用する場合は「統計学的な有意差なし」と判断する．「統計学的な有意差なし」とは，「母集団に差がない」ことではなく，「差があるとはいえない」ことを意味することに注意が必要である．標本を増やすと有意となることもある．

　ここでは2群間の平均の差の検定，割合の差の検定，分割表による検定を紹介する．

3 2群間の平均の差の検定（t 検定）

　検定の中でも実施されることの多い，2群間の平均の差の手順は，

①「2つの群の平均に差がない」という帰無仮説を立てる

②有意水準を設定する

③ $t = \dfrac{|\bar{x}_1 - \bar{x}_2|}{\sqrt{\dfrac{1}{n_1} + \dfrac{1}{n_2}} \times \sqrt{\dfrac{(n_1-1)s_1^2 + (n_2-1)s_2^2}{n_1 + n_2 - 2}}}$ を計算する

（2つの集団の標本サイズ n_1，n_2，平均値 $\bar{x}_1$，$\bar{x}_2$，標準偏差 s_1，s_2）

④ t 分布表*をもとに有意水準に相当する t 値を確認し，③で計算した値と比較することにより，帰無仮説を棄却するか採用するかを決定する

　帰無仮説を棄却する場合は「有意水準5%で統計学的な有意差あり」，採用する場合は「統計学的な有意差なし」と判断する．

　この検定方法は，データが連続変数であること，母集団同士の分散が等しいこと，正規分布していることが前提となっているので，検定を実施する前に確認しておくことが望ましい．

---

*t 分布表とは，各自由度と有意水準に相当する t 値をまとめたものである．t 分布表を参照せずに，Microsoft Excel の関数を用いて検定を行うことができる．関数 TDIST（x，自由度，尾部または分布の指定）の x に計算した t 値，自由度に「2つの集団の合計標本数−2」，尾部（または分布の指定）に片側検定の場合は1，両側検定の場合は2（通常は両側検定を行う）を指定して求められた値（p 値）が，0.05（5%）よりも小さい場合は帰無仮説を棄却する．0.05 よりも大きい場合は帰無仮説を棄却できない．

例　題

　それぞれ 90 人の乳児から成る集団 A と集団 B に対して出生時体重を調査したところ，集団 A では平均値 3,442 g，標準偏差 550 g，集団 B では平均値 3,012 g，標準偏差 523 g であった．2 つの集団間の出生時体重の平均値に統計学的な有意差はあるかについて，有意水準を 5％として検定しなさい．

① 帰無仮説は，2 つの集団間の出生時体重の平均値に差はないと設定する
② 有意水準は 5％とする

$$③\ t=\frac{3{,}442-3{,}012}{\sqrt{\frac{1}{90}+\frac{1}{90}}\times\sqrt{\frac{89\times550^2+89\times523^2}{90+90-2}}}=5.38$$

④ t 分布表から得られる有意水準 5％，自由度 178（90＋90－2）に相当する t 値 1.97 よりも大きいため，帰無仮説を棄却する．すなわち，有意水準 5％で 2 つの集団間の出生時体重の平均値に統計学的な有意差があると判断する

4　2 群間の割合の差の検定

　2 群間の割合の差の検定の手順は，
①「2 つの群の割合に差がない」という帰無仮説を立てる
② 有意水準を設定する

$$③\ Z=\frac{|p_1-p_2|}{\sqrt{p(1-p)\left(\frac{1}{n_1}+\frac{1}{n_2}\right)}}\ を計算する$$

（集団 1 の人数 n_1，ある属性をもつ者の割合 p_1，集団 2 の人数 n_2，ある属性をもつ者の割合 p_2，n_1+n_2 人からなる集団のある属性をもつ者の割合 p）

④ $|Z|>1.96$ のときは有意水準 5％で帰無仮説を棄却する．$|Z|\leq1.96$ のときは帰無仮説を棄却できない．有意水準を 1％とする場合は，$|Z|>2.58$ のときに帰無仮説を棄却し，$|Z|\leq2.58$ のときは帰無仮説を棄却しない

例　題

　それぞれ 40 人と 50 人からなる集団 A と集団 B の喫煙者の数を調査したところ，集団 A では 4 人，集団 B では 15 人であった．2 つの集団間の喫煙者の割合に統計学的な有意差はあるかについて，有意水準を 5％として検定しなさい．

① 帰無仮説は，2 つの集団間の喫煙者の割合に差はないと設定する
② 有意水準は 5％とする

$$③ Z = \frac{|\,0.1 - 0.3\,|}{\sqrt{0.21\,(1 - 0.21)\left(\dfrac{1}{40} + \dfrac{1}{50}\right)}} = 2.31 \quad (p_1 = 0.1,\ p_2 = 0.3,\ p = 0.21)$$

④ Z は 1.96 よりも大きいため，帰無仮説を棄却する．すなわち，有意水準 5% で 2 つの集団間の喫煙者の割合に統計学的な有意差があると判断する（有意水準を 1% とする場合は，Z が 2.58 よりも小さいため，帰無仮説を棄却できず，集団間の喫煙者の割合に統計学的な有意差があるとはいえないと判断する）

5 分割表による関連性の検定

2 つの質的データについての 2×2 分割表（**表 3-2** 参照）について関連性の検定を行うさいの手順は，

① 「2 つの変数に関連性がない」という帰無仮説を立てる

② 有意水準を設定する

③ $\chi^2 = \dfrac{\left(|\mathrm{ad} - \mathrm{bc}| - \dfrac{n}{2}\right)^2 n}{(\mathrm{a} + \mathrm{b})\,(\mathrm{c} + \mathrm{d})\,(\mathrm{a} + \mathrm{c})\,(\mathrm{b} + \mathrm{d})}$ を計算する

④ χ^2 分布表*をもとに有意水準に相当する χ^2 値を確認し，③で計算した値と比較することにより，帰無仮説を棄却するか採用するかを決定する

> **例　題**
>
> ある会合の参加者 100 人に対して，鶏肉の喫食状況と食中毒症状の有無について調査をしたところ次の表のとおりであった．鶏肉の摂取と食中毒症状の関連について有意水準を 5% として検定しなさい．
>
> | | 食中毒症状あり | 食中毒症状なし | 合計 |
> |---|---|---|---|
> | 鶏肉を食べた | 40 | 35 | 75 |
> | 鶏肉を食べなかった | 17 | 8 | 25 |
> | 合計 | 57 | 43 | 100 |

① 帰無仮説は鶏肉の摂取と食中毒症状に関連はないと設定する

② 有意水準は 5% とする

③ $\chi^2 = \dfrac{\left(|40 \times 8 - 35 \times 17| - \dfrac{100}{2}\right)^2 \times 100}{57 \times 43 \times 75 \times 25} = 1.10$

---

* χ^2 分布表とは，各自由度と有意水準に相当する χ^2 値をまとめたものである．t 検定と同様に，χ^2 分布表を参照せずに Microsoft Excel の関数を用いて検定を行うことができる．関数 CHIDIST（x，自由度）の x に計算した χ^2 値，自由度に 1（2×2 分割表の場合）を入力して p 値を求める．

④ χ^2 分布表から得られる自由度 1，有意水準 5% に相当する χ^2 値 3.841 よりも小さいため，帰無仮説を受け入れる．鶏肉の摂取と食中毒症状に統計学的に有意な関連があるとはいえないと判断する

6 母平均の推定

推定には点推定と区間推定がある．前者は記述統計量などの標本の観察結果をそのまま母集団の観察結果とする．後者は母集団の値が一定の確率（通常 95%）で含まれる範囲，すなわち **95%信頼区間**を標本の観察結果に基づいて示すものである．

たとえば，母集団の平均値の 95%信頼区間は，$\mu \pm 1.96 \times \dfrac{\sigma}{\sqrt{n}}$ （μ：平均，σ：標準偏差，n：標本数）で求められる．$\dfrac{\sigma}{\sqrt{n}}$ を標準誤差という．

E. その他の統計解析方法

1 年齢調整法

死亡率などの集団の年齢構成の影響を強く受ける指標を，異なる集団間でそのまま比較することは望ましくない．交絡因子（第 2 章 F，p.30 参照）の調整方法である標準化の手法を用いて，年齢構成の違いを調整したうえで比較する必要がある．年齢調整は死亡率について行われることが多いが，その他の指標について行うことも可能である．

年齢調整法には直接法と間接法があり，観察集団の規模や入手可能なデータの状況によって両者を使い分ける．年齢調整を行うさいは，任意の基準集団を設定する．何を基準集団とするかについて，とくに決まりはないが，1985（昭和 60）年の国勢調査の結果をもとに作成された昭和 60 年モデル人口を用いる場合，全国や都道府県全体を基準集団とする場合，比較を行う集団全体を基準集団とする場合などが多い．

直接法では，観察集団の人口構成が基準集団に等しいと考える．基準集団の各年齢階級の人口に観察集団の年齢階級別死亡率を掛けて，年齢階級別死亡数を計算する．すべての年齢階級の死亡数の合計を基準集団の人口で割って，年齢調整死亡率を求める．

間接法では，観察集団の年齢階級別死亡率が基準集団と同じであると考える．観察集団の年齢階級別人口に基準集団の年齢階級別死亡率を掛けることにより，観察集団が基準集団と同じ年齢階級別死亡率であった場合の死亡数（期待死亡数）を求め，実際に観察された死亡数と期待死亡数の比である標準化死亡比 standardized mortality ratio（SMR）を求める．健診での異常など，死亡以外のデータについても同様の計算をすることができる．その場

合，標準化該当比 standardized morbidity ratio（SMR）と呼ぶこともある．理論的には SMR 同士の比較はできないとされるが，年齢構成が大きく違わない集団同士で，同じ基準集団を用いて SMR を計算した場合は比較ができるとみなすことも多い．

　観察集団の人口規模が小さいときや，観察集団の年齢階級別死亡率が判明していないときは間接法による年齢調整を行う．それ以外の場合は直接法を用いる．

例　題

1　直接法

　A 市と B 市のある疾患による 1 年間の死亡の状況は次の表のとおりであった．A 市および B 市について粗死亡率と年齢調整死亡率を計算して，比較しなさい．年齢調整死亡率は昭和 60 年モデル人口を基準集団とし直接法で計算しなさい．

	A 市		B 市	
	人口（Pa）	死亡数（Na）	人口（Pb）	死亡数（Nb）
0〜19 歳	76,286	185	42,912	94
20〜39 歳	34,572	67	37,417	73
40〜59 歳	20,575	101	40,956	194
60 歳以上	17,249	129	33,264	246
合計	148,682	482	154,549	607

粗死亡率（1,000 人当たり）

A 市　$\dfrac{482 \times 1,000}{148,682} = 3.24$，B 市　$\dfrac{607 \times 1,000}{154,549} = 3.93$

年齢調整死亡率は次の表のように求める．

	基準集団の人口（昭和 60 年モデル人口）	A 市		B 市	
		年齢階級別死亡率 $\dfrac{Na \times 1,000}{Pa}$	基準集団の人口×年齢階級別死亡率 $\dfrac{}{1,000}$	年齢階級別死亡率 $\dfrac{Nb \times 1,000}{Pb}$	基準集団の人口×年齢階級別死亡率 $\dfrac{}{1,000}$
0〜19 歳	33,670,000	2.43	81,818.10	2.19	73,737.30
20〜39 歳	36,205,000	1.94	70,237.70	1.95	70,599.75
40〜59 歳	32,248,000	4.91	158,337.68	4.74	152,855.52
60 歳以上	18,164,000	7.48	135,866.72	7.40	134,413.60
合計	120,287,000		446,260.20		431,606.17

年齢調整死亡率（1,000 人当たり）

A 市　$\dfrac{446,260.20 \times 1,000}{120,287,000} = 3.71$，B 市　$\dfrac{431,606.17 \times 1,000}{120,287,000} = 3.59$

2　間接法

　人口構成が次の表のとおりである C 町では，ある疾患により 1 年間で 69 人が死亡した．この疾患による県全体の死亡の状況は次のとおりであった．県全体を基準集団として，標

準化死亡比を計算しなさい.

	C 町の人口（人）	県全体の死亡率（1,000 人当たり）
35～44 歳	3,000	0.41
45～54 歳	3,000	1.71
55～64 歳	3,000	5.15
65 歳以上	1,000	14.54
合計	10,000	

期待死亡数は次の表のように求める.

	C 町の人口	県全体の死亡率（1,000 人当たり）	期待死亡数（人）＝C 町の人口×県全体の死亡率
35～44 歳	3,000	0.41	$\dfrac{3,000 \times 0.41}{1,000} = 1.23$
45～54 歳	3,000	1.71	$\dfrac{3,000 \times 1.71}{1,000} = 5.13$
55～64 歳	3,000	5.15	$\dfrac{3,000 \times 5.15}{1,000} = 15.45$
65 歳以上	1,000	14.54	$\dfrac{1,000 \times 14.54}{1,000} = 14.54$
合計			36.35

$$標準化死亡比 = \frac{69}{36.35} = 1.90$$

　C 町では, ある疾患による死亡の状況が県全体と同じであったとして期待された死亡数の 1.90 倍の死亡者数が観察された.

練習問題

1) 母集団と標本の関係について述べなさい.

2) 記述統計と分析統計のそれぞれの内容および両者の関係について述べなさい.

3) データの種類を述べなさい.

4) 正規分布を規定する 2 つのパラメーターは何か説明しなさい.

5) 正規分布するデータの場合，適切な代表値とばらつきの尺度は何か説明しなさい.

6) 2 つの数量データの関係について検討するさいに，最初に行うことは何か説明しなさい.

7) 検定と推定の違いについて述べなさい.

8) 直接法により年齢調整死亡率を計算するさいに，観察集団および基準集団それぞれについて必要なデータは何か説明しなさい.

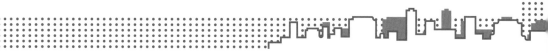

第4章 人口静態統計

A. 人口静態統計と国勢調査

1 人口静態統計と人口動態統計

人口の動向を把握する統計には，ある1時点の人口を把握する人口静態統計と，人口の増減を把握する人口動態統計がある.

人口静態統計としては，5年に1度，10月1日時点の人口とその特徴を把握する「国勢調査」があり，わが国にいるすべての人を対象に調査している.

人口動態統計としては，毎年の出生数と死亡数，出入国の状況から，人口の増減を把握する「人口動態統計」がある. わが国の人口は，国勢調査による1時点の全数調査と，その後の増減を把握する人口動態統計から算出する人口推計や出入国統計によって把握されており，静態と動態の両方の視点から人口の特徴を把握している.

2 国勢調査

a 国勢調査の概要と目的

国勢調査は，1920（大正9）年から5年ごとに行われており，直近では2015（平成27）年に実施された. 1945（昭和20）年は戦争のために調査ができず，1947（昭和22）年に変更して実施された. 10年ごとに大規模調査を行っており，中間年の5年目は簡易調査を実施している.

国勢調査の目的は，国内の人口と世帯の実態を把握して，国や都道府県，市町村などの政策に活用する基礎資料を得ることにある. 地域の人口を把握することで，議員定数を決定したり，自治体の地域計画を策定したりと，各種の施策をつくるうえでの基礎資料として活用されている. また，民間企業や団体にとっても，重要な基礎資料である. 国勢調査は就労状況や婚姻状態，世帯なども調べるため，人々の消費動向や市場の特徴を把握して事業展開する資料にもなっている.

b　国勢調査の調査内容

　調査項目は，個人調査（性，年齢，配偶関係，国籍，居住地，就業状態，従業地など）と世帯調査（世帯の人員，種類，住居など）の2種からなる．集計結果からは，たとえば，居住地（都道府県や市区町村）別に，人口や世帯，職業や労働状態などを把握することができる．世帯構造を調査しているので，母子・父子世帯や高齢者世帯といった，世帯別の特徴を把握することもできる．

　調査結果は，報告書やインターネットで公表されているので，誰でも入手することができる．調査実施主体である総務省統計局のホームページや政府統計の総合窓口（e-Stat）で公表されている．

c　国勢調査の対象と方法

　国勢調査の対象者は，10月1日午前0時時点でわが国にいる常住人口のすべてを対象とする全数調査である．外国人（ただし外国政府の外交使節団・領事機関と外国軍隊の人およびその家族は除く），病院や施設などにいる人も含んでいる．

　調査方法は，2015（昭和27）年からインターネット調査が可能となっており，まず調査員が担当地域全戸にインターネット調査の案内を配布し，回答のなかった世帯に調査票を配布する方法をとっている．記入した調査票は調査員に提出するか郵送により提出する方法をとっている．国勢調査は外国人も対象であり，今後，外国人人口の増加が見込まれる中，調査言語の多様化など課題も多い．常住人口の全数把握は容易ではないが，国勢調査は重要な基礎調査であり，人々の理解と協力が必要である．

B.　人口の推移

1　総人口

　わが国の総人口は，2015（平成27）年10月1日の国勢調査によると，1億2,709万4,745人である．男性は6,184万人，女性は6,525万人で，人口性比（男性/女性）は94.8と女性のほうが341万人多い．このうち日本人の人口は1億2,428万人で，外国人の人口は約175万人である．2010（平成22）年の前回調査と比べると日本人は107万人減少しているが，外国人は10万人増加している．

　年次推移をみると，1872（明治5）年には3,480万人であったが，その後着実に増加傾向を示し，1967（昭和42）年に1億人を超えた．約1億2,800万人にまで達したが，2008（平成20）年をピークに減少傾向を続けている．今後わが国の人口は減少し，2065（令和47）年には8,808万人まで低下すると推計されている．

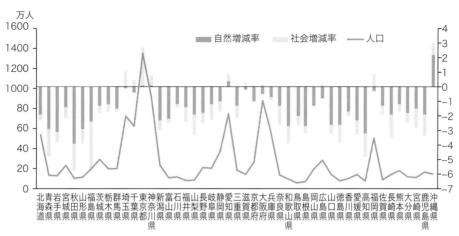

図 4-1　**都道府県別, 人口と人口増減率（平成 22〜27 年）**

自然増減率は, 総務省統計局「人口推計」による自然増減数を期首人口で除して算出
社会増減率は, 5 年間の人口増減数から自然増減数を差し引いた社会増減数を期首人口で除して算出
［総務省統計局：平成 27 年国勢調査をもとに作成］

a　人口の地域差—都道府県別人口

　都道府県別に人口をみると, 東京都が約 1,352 万人と突出して多く, 首都圏（東京都, 神奈川県, 埼玉県, 千葉県）の人口を合計すると 3,614 万人で, 全人口の 3 割弱を占めている（**図 4-1**）. 近畿 2 府県（大阪府, 兵庫県）と愛知, 北海道, 福岡県の大都市を含む都道府県を加えた上位 9 位を合計すると 6,847 万人となり, わが国の全人口の半数以上（53.9%）を占めている. このようにわが国の人口は数ヵ所の大都市圏に集中している.

　5 年前の前回調査との比較から人口の増減をみると, 増加したのは沖縄県（2.9%）と, 首都圏（東京都, 埼玉県, 神奈川県, 千葉県）, 愛知県, 福岡県, 滋賀県の 8 都県のみである. 秋田県の−5.8%を筆頭に, 福島県, 高知県, 青森県など 39 都道府県では減少しており, 都市に人口が集中する傾向がある.

　人口の増減は, 出生と死亡の差と, 転入と転出の差の合計で把握できる. 出生数から死亡数を引いたものを自然増減数といい, 転入者数から転出者数を引いたものを社会増減数という. **図 4-1** において自然増加がみられるのは沖縄県, 愛知県, 滋賀県, 神奈川県, 東京都の 5 都県のみである. その他の都道府県では自然減の状態である. 社会増減率については, 東京都, 埼玉県, 福岡県など 9 都府県で増加しているが, 38 道県では減少している. 福島県が−3.3%ともっとも減少率が高いのは震災による避難者が多いためである. 次いで秋田県, 青森県, 高知県, 長崎県となっている.

2　人口ピラミッド

　性別年齢別の人口構成を示したグラフを人口ピラミッドという. 人口ピラミッドには, 出

コラム

ひのえうま（丙午）

　図4-2をみると，1966（昭和41）年のひのえうまの年に顕著に出生数が減少している点も興味深い．ひのえうまに生まれた女性は気性が荒く，夫を殺すという迷信があり，多くの人がこの年を避けて出産した．ひのえうまは60年ごとにあり，前回は1906（明治39）年，次回は2026年である．現代でもなお顕著に人口が減少するほどに人々が迷信を信じるか否か，興味深いところである．

生率によって変化する型として，出生率が大きく人口増加が大きい地域・国にみられる「ピラミッド型」，出生率が減少し人口増加がわずかとなった地域にみられる「ベル型」，出生率がさらに減少した地域の「つぼ型」がある．また，都市化や産業化などの社会構造によって変化する型として，労働力となる生産年齢人口（15〜64歳）の流入が大きい都市部にみられる「星型（都市型）」，逆に労働力の流出が大きい農村部にみられる「ひょうたん型（農村型）」がある．

　わが国の状況を図4-2に示した．1950（昭和25）年の人口ピラミッドでは，第二次世界大戦中の出生数の激減や，戦争による20〜30歳代のくぼみなどの特徴があるが，終戦後の第1次ベビーブームにより0〜4歳の人口が大きくなっており，裾野の広い典型的な「ピラミッド型」を示している．2015（平成27）年の人口ピラミッドは，第1次ベビーブーム（1947〜49〈昭和22〜24〉年生まれ）の人たちが前期高齢者となったこと，第2次ベビーブーム（1971〜74〈昭和46〜49〉年生まれ）以降は出生率が増加することなく年少人口が減少し続けていることから「つぼ型」に変化している．2050年の人口推計による人口ピラミッドは，後期高齢者となった第2次ベビーブーム世代をピークに，人口はさらに減少を続け，より裾野の狭い「つぼ型」になると予想される．

　人口ピラミッドの形状は，戦争や災害などの単年度や短期間に生じる事件や災害にも大きな影響を受ける．わが国の場合，第二次世界大戦中は死亡増や出生減によりくぼみが生じ，戦後は急激な出生増による第1次ベビーブーム，さらにその子ども世代による第2次ベビーブームに膨らみをもっており，戦争に影響を受けた独特の形となっている．

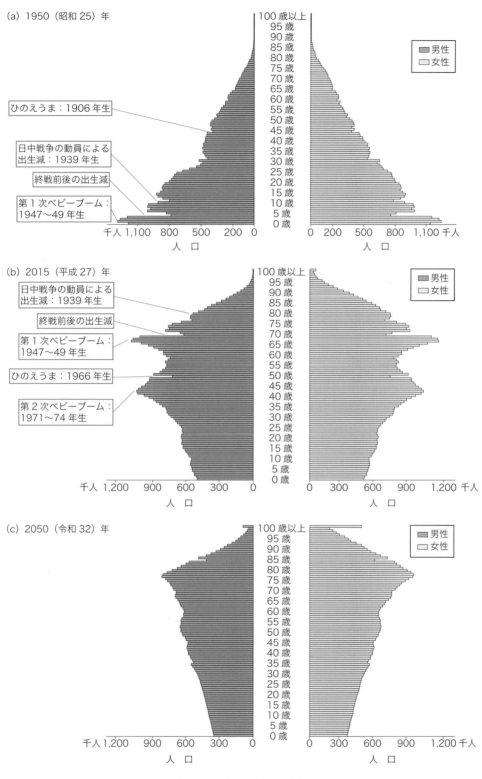

(a) 1950（昭和25）年

ひのえうま：1906年生

日中戦争の動員による
出生減：1939年生

終戦前後の出生減

第1次ベビーブーム：
1947〜49年生

男性
女性

(b) 2015（平成27）年

日中戦争の動員による
出生減：1939年生

終戦前後の出生減

第1次ベビーブーム：
1947〜49年生

ひのえうま：1966年生

第2次ベビーブーム：
1971〜74年生

男性
女性

(c) 2050（令和32）年

男性
女性

図4-2　人口ピラミッド

③ 人口指標

a　年齢構成に関する指標

　人口は年齢構成別に，年少人口（0〜14歳），生産年齢人口（15〜64歳），老年人口（65歳以上）の3つに分けることができる．生産年齢人口は，労働に従事する年齢層を表現している．

　2015（平成27）年の国勢調査の結果では，年少人口は1,589万人（12.6％），生産年齢人口は7,629万人（60.7％），老年人口は3,347万人（26.6％）であった．**図4-3**に現在までの値と将来の推計値を示した．年少人口割合は1950（昭和25）年には35.4％を占めていたが，2015（平成27）年現在12.6％まで低下し，2065（令和47）年にはさらに低下して10.2％と推計されている．逆に，老年人口は，1950（昭和25）年には4.9％にすぎなかったが，2015（平成27）年現在は26.6％を占めており，2065年にはさらに増加して38.4％を占めると推計されている．なお，老年人口が総人口に占める割合を高齢化率という．

　生産年齢人口100人に対する年少人口，老年人口をそれぞれ年少人口指数，老年人口指数という．また，年少人口と老年人口を合わせた人口を従属人口といい，生産年齢人口100人に対する従属人口の割合を従属人口指数と呼ぶ．

　また，老齢化の程度や将来の老齢化を示す指標として老年化指数があり，年少人口100人

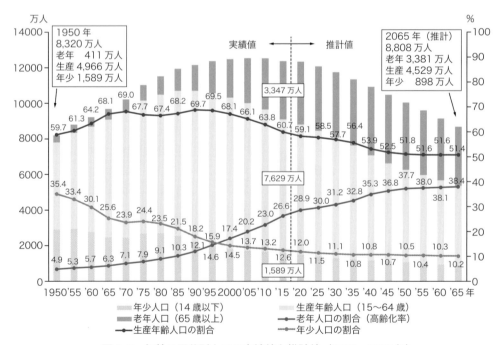

図4-3　年齢3区分別人口の実績値と推計値（1950〜2065年）

［総務省統計局：国勢調査（年齢不詳の人口を按分して含む），人口推計
国立社会保障・人口問題研究所：日本の将来推計人口（平成29年推計）出生中位・死亡中位推計（各年10月1日現在人口）をもとに作成］

表 4-1　年齢構成に関する指数

働き手による子どもや高齢者の扶養負担についての指標	
年少人口指数	$\dfrac{年少人口}{生産年齢人口} \times 100$
老年人口指数	$\dfrac{老年人口}{生産年齢人口} \times 100$
従属人口指数	$\dfrac{年少人口＋老年人口}{生産年齢人口} \times 100$
現在，今後の老齢化を示す指標	
老年化指数	$\dfrac{老年人口}{年少人口} \times 100$

に対して老年人口が何人いるかを表す（**表 4-1**）．この指数は現在の老齢化を示すと同時に，将来の老齢化の程度も示している．

b　人口密度

1 km² 当たりの人口を人口密度という．わが国の 2015（平成 27）年現在の人口密度は 340.8 人/km² で，世界の人口密度の 6 倍という高い人口密度である．もっとも高いのはバングラデシュの 1238.4 人/km² であり，次いで韓国の 520.4 人/km²，オランダ，ルワンダ，インドなどである．

C.　世界の人口

世界の人口は，2011（平成 23）年 10 月末に 70 億人を超え，2015（平成 27）年には 73 億 8,300 万人となっている．

人口 1 億人以上の国の状況を**表 4-2** に示した．中国（13 億 9,700 万人）とインド（13 億 900 万人）の 2 国が突出して多く，世界人口に占める割合は中国が 18.9％，インドが 17.7％で，この 2 ヵ国で世界の 3 分の 1 を占めている．次いで，米国（3 億 2,000 万人），インドネシア（2 億 5,800 万人），ブラジル（2 億 600 万人）と続き，わが国は世界で 10 番目に人口の多い国である．しかし今後は，わが国の人口は減少するため，2065（令和 47）年には 26 番目に低下すると推計されている．

世界各国の人口の推移をみると，わが国など一部のアジア地域とヨーロッパ諸国では人口が減少していくが，それ以外のほとんどの国や地域では人口が増加していくと推計されており，世界全体の人口は，2045（令和 27）年には約 95 億人，2065（令和 47）年には約 104 億人になると推計されている．

人口は，社会の発展に伴い，出生と死亡のバランスが変化していくといわれており，これを人口転換という．死亡率が高いため多くの子どもをつくる多産多死の時代から，生活水準

表 4-2 人口上位国の総人口と年齢 3 区分別人口（2015 年）

順 位	国 名	総人口（百万人）	世界人口に占める割合（%）	年齢階級別の人口割合（%）		
				年少人口（14 歳以下）	生産年齢人口（15〜64 歳）	老年人口（65 歳以上）
	世界	7,383	100.0	26.1	65.6	8.3
1	中国	1,397	18.9	17.7	72.6	9.7
2	インド	1,309	17.7	28.7	65.7	5.6
3	米国	320	4.3	19.2	66.1	14.6
4	インドネシア	258	3.5	27.9	67.0	5.1
5	ブラジル	206	2.8	22.5	69.5	8.0
6	パキスタン	189	2.6	35.0	60.5	4.5
7	ナイジェリア	181	2.5	44.1	53.1	2.7
8	バングラデシュ	161	2.2	29.4	65.5	5.0
9	ロシア	144	1.9	16.8	69.7	13.5
10	日本	127	1.7	12.6	60.7	26.6
11	メキシコ	126	1.7	27.5	66.0	6.5
12	フィリピン	102	1.4	32.2	63.2	4.6

[世界人口：UNITED NATIONS：World Population Prospects, The 2017 Revision, 日本人口：総務省統計局：平成 27 年国勢調査より引用]

や衛生状態の改善から乳児死亡率が改善する多産少死の時代，そして出産率が低下し老年人口割合が高まる少産少死の時代へと変化していくといわれている．わが国も多産多死の時代を経て，明治時代頃から 1960 年代頃までは多産少子となり，現在では少産少死の段階に至っている．

📖 練習問題

1) 人口を把握するための静態調査と動態調査について説明しなさい．
2) 1950 年，2015 年，2050 年の人口ピラミッドを比較して，なぜ形状が変化しているのか述べなさい．
3) 1966（昭和 41）年の人口が前後に比べて突出して少ない理由を述べ，今後も同様の状況が生じるか，あなたの考えを述べなさい．
4) 年齢階級を 3 区分に分けてその変化について説明しなさい．
5) 高齢化は今後の日本社会にどのような影響があるか，あなたの考えを述べなさい．
6) 都道府県別の人口の特徴を述べなさい．人口増加の大きい都道府県，減少の大きい都道府県をあげ，その理由を考えなさい．
7) 人口の自然増減と社会増減について説明しなさい
8) 人口上位国をいくつかあげなさい．

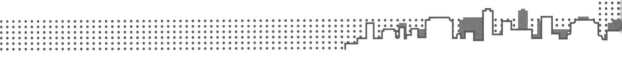

保健統計指標

A. 人口動態統計

1 人口動態統計と各指標の届出制度

　人口動態とは一定期間内の人の動きのことであり，人口動態調査では自然増減に直接かかわる出生と死亡，死産，間接的にかかわる婚姻と離婚の変化を把握している（**表5-1**）．人口静態調査である国勢調査によって5年に1度1時点の人口を把握し，毎年の人口動態調査と併せてみることで，人口を把握・推計している．

　人口動態統計は，1898（明治31）年に戸籍の登録制度が整備されたのを契機に開始され，毎年各自治体からの報告を集計して公表されている．1月1日から12月31日までに届け出られた出生，死亡，死産，婚姻，離婚についてすべての件数を把握する全数調査であり，次の5種の調査票で構成されている．

　出生票：出生の年月日，場所，体重，父母の氏名および年齢など．

　死亡票：死亡者の生年月日，住所，死亡の年月日など．

　死産票：死産の年月日，場所，父母の年齢など．

表 5-1　人口動態 5 事象の年間件数

	年間件数（率*）							
	2014 年		2015 年		2016 年		2017 年	
出　生	1,003,539	(8.0)	1,005,677	(8.0)	976,978	(7.8)	946,065	(7.6)
死　亡	1,273,004	(10.1)	1,290,444	(10.3)	1,307,748	(10.5)	1,340,397	(10.8)
死　産	23,524	(22.9)	22,617	(22.0)	20,934	(21.0)	20,358	(21.1)
婚　姻	643,749	(5.1)	635,156	(5.1)	620,531	(5.0)	606,866	(4.9)
離　婚	222,107	(1.77)	226,215	(1.81)	216,798	(1.73)	212,262	(1.70)

* 率（人口千対，ただし死産率は（出生＋死産）千対）
［厚生労働省：人口動態統計より引用］

婚姻票：夫妻の生年月，夫の住所，初婚・再婚の別など．

離婚票：夫妻の生年月，住所，離婚の種類など．

2 出 生

a 出生率と特殊出生率

1年間の出生数をその年の人口千対で示したものを出生率という．この値は女性の年齢人口分布に影響されてしまうため，WHOでは妊娠可能年齢を15～49歳に限定して，これを「再生産年齢」と定義し，この年齢階級の女性人口を分母として出生の動向をみる指標をつくっている．これを特殊出生率といい，粗再生産率（合計特殊出生率），総再生産率，純再生産率の3つの指標がある．出生に関する指標を表5-2にまとめた．

出生数と合計特殊出生率の年次推移を図5-1に示した．出生数は，第二次世界大戦までは増加傾向にあるが，戦後は第1次ベビーブームとその子世代の第2次ベビーブームを除くと減少傾向にあり，2016（平成28）年には100万人を下回った．2017（平成29）年の出生数は，前年よりも約3万人減少して，94万6,065人となっている．出生数が突出して減少しているのは，戦時中とひのえうまの年である．第2次ベビーブームの人たちの出産期には第3次ベビーブームが起きる可能性があったが，その傾向はみられなかった．

合計特殊出生率の年次推移をみると，第二次世界大戦後にベビーブームが生じ1947（昭和22）年に4.54という高い値を示したが，1956（昭和31）年には2.22まで急激に低下した．その後は停滞ないし緩やかに増加した時期もあるが全体には減少傾向を示し，1975（昭和50）年に2.00を下回った．2006（平成18）年以降緩やかな上昇傾向にあったが，2016（平成28）年には再び低下し，2017（平成29）年の合計特殊出生率は1.43である．

表 5-2　出生に関する指標─出生率と特殊出生率

出生率	人口千人当たりの出生数 $\dfrac{出生}{人口} \times 1,000$
合計特殊出生率 ＝粗再生産率	人の再生産をみるための指標．出産可能年齢（15～49歳とする）にある女子の各年齢の出生率を合計したもの $\dfrac{母の年齢別出生数}{年齢別女子人口}$（15～49歳の合計）
総再生産率	粗再生産率をさらに生まれる子どもを女児に限定した指標 $\dfrac{母の年齢別女児出生数}{年齢別女子人口}$（15～49歳の合計）
純再生産率	総再生産率をさらに母親の世代の死亡率を考慮に入れたときの平均女児数 $\dfrac{生命表による年齢別女子の定常人口}{生命表による0歳の女子生存数（100,000）} \times \dfrac{母の年齢別出生数}{年齢別女子人口}$（15～49歳の合計）

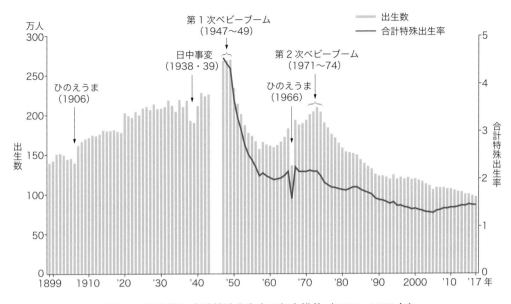

図 5-1　出生数と合計特殊出生率の年次推移（1899〜2017 年）
［厚生労働省：人口動態統計をもとに作成］

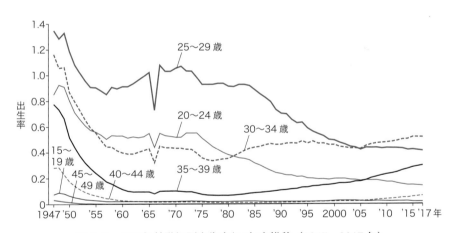

図 5-2　母の年齢階級別出生率*の年次推移（1947〜2017 年）
*母の各歳別出生数をそれぞれ 5 歳分合計したもの. 全階級の合計は合計特殊出生率となる.
［厚生労働省：人口動態統計をもとに作成］

b　母親の年齢階級別にみた出生率

　母親の年齢階級別にみた出生率を**図 5-2** に示した. 20 歳代の出生率が 1970 年代前半頃から低下し始め, 逆に 30 歳代の出生率が 1970 年代後半頃から上昇し始めた. 戦後一貫して 25〜29 歳の出生率がもっとも高率であったが, 2005（平成 17）年に逆転して現在では 30〜34 歳の出生率がもっとも高くなっている. 35〜39 歳の出生率も上昇傾向にあり, 全体により高齢で出産する人が多くなっている.

　結婚後第1子を生むまでの期間は長くなっており，生み始めの年齢が高くなりつつある．かつては結婚や出産を契機に離職する女性も多かったが，近年では辞めずに働き続ける人も多い．就労と子育てを両立できる環境整備をして，幅広い年齢層の女性が子どもを生む選択ができる対策が必要である．

③ 死　亡

a　死亡数と死亡率の年次推移

　人口1,000人に対する死亡数を死亡率または粗死亡率といい，人口の年齢構成の違いによる影響を取り除く調整をした死亡率を年齢調整死亡率という．単に死亡率という場合には，粗死亡率のことを指している．

　死亡率の年次推移を図5-3でみると，1900年代初頭までは結核の蔓延などにより死亡率（人口千対）は20前後という高い値で推移しており，1918〜1920（大正7〜9）年のインフルエンザの流行で25以上の高い死亡率を示した．その後の死亡率は，前後しつつも低下傾向を示している．第二次世界大戦中はデータはないものの一時的に高い死亡率であろうが，終戦後は急激に下がり，1979（昭和54）年に6.0まで低下した．死亡数は1966（昭和41）年に67万人となり最低値を示した．

　死亡の突出した増加には，インフルエンザのような重篤な感染症の流行や，関東大震災，阪神・淡路大震災，東日本大震災などの自然災害，戦争といった事項を読みとることができる．また戦後の死亡率低下の背景には，長らく主要な死因であった結核の治療法が開発されたことや，生活環境や保健衛生環境が改善されたことがある．近年の死亡数の増加，死亡率

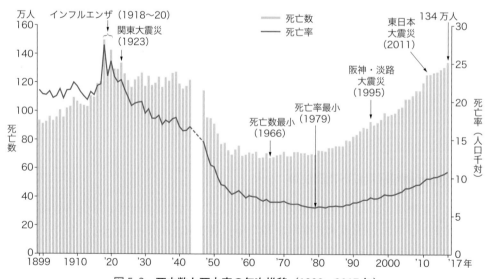

図5-3　**死亡数と死亡率の年次推移（1899〜2017年）**
［厚生労働省：人口動態統計をもとに作成］

の高まりは，高齢者の増加，人口構造の高齢化によるものである．2017（昭和29）年の死亡数は134万397人，死亡率は10.8で，いずれも前年より上昇している．

4　年齢調整死亡率

　死亡状況は年齢による違いが大きいため，地域や国別の比較をしたり，同じ国内でも年次変化を観察したりする場合には，年齢構成の違いを取り除く必要がある．その方法には直接法と間接法があり，直接法で算出された死亡率を年齢調整死亡率という．間接法は標準化死亡比 standardized mortality ratio（SMR）を算出して，死亡状況を比較検討する．

　性別，粗死亡率と年齢調整死亡率の年次推移を図5-4に示した．粗死亡率は戦後から1980年代前半にかけて低下したのちは再び上昇したが，年齢調整死亡率は1980（昭和55）年以降も低下し続けている．年齢構成の影響を取り除いてみると，わが国の死亡率は低下し続けていることがわかる．

a　国際疾病分類（ICD）

　死亡原因は，WHOが定めた国際疾病分類である疾病及び関連保健問題の国際統計分類 International Statistical Classification of Diseases and Related Health Problems（ICD）という基準に沿って医師が死亡診断書を作成し，届け出を受けた自治体が人口動態統計として集計している．このような疾病に関する統一した基準を用いることにより，性別や年齢別，年次別，地域・国別などの比較ができ，死亡の原因や背景を分析することができる．

　ICDは2018（平成30）年に約30年ぶりの第11回改訂が行われ，ICD-11が公表された．新たな追加項目が検討され，免疫系の疾患，睡眠・覚醒障害，性保健健康関連の病態，伝統医学の病態—モジュールⅠ，生活機能評価に関する補助セクション，エクステンションコー

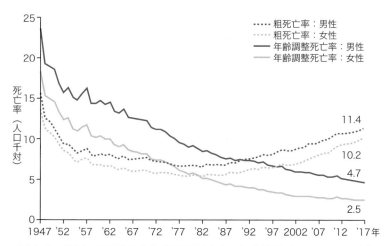

図 5-4　性別，粗死亡率と年齢調整死亡率の年次推移（1947〜2017年）
注）年齢調整死亡率は昭和60年人口を基準人口として計算した値．粗死亡率とは死亡率と同義．
［厚生労働省：人口動態統計をもとに作成］

表 5-3　国際疾病分類：ICD-10 と ICD-11 との比較表

ICD-10		ICD-11	
第 1 章	感染症および寄生虫症	第 1 章	感染症および寄生虫症
第 2 章	新生物	第 2 章	新生物
第 3 章	血液および造血器の疾患並びに免疫機構の障害	第 3 章	血液および造血器の疾患並びに免疫機構の障害
		第 4 章	免疫系の疾患
第 4 章	内分泌，栄養および代謝疾患	第 5 章	内分泌，栄養および代謝疾患
第 5 章	精神および行動の障害	第 6 章	精神および行動の障害
		第 7 章	睡眠・覚醒障害
第 6 章	神経系の疾患	第 8 章	神経系の疾患
第 7 章	眼および付属器の疾患	第 9 章	眼および付属器の疾患
第 8 章	耳および乳様突起の疾患	第 10 章	耳および乳様突起の疾患
第 9 章	循環器系の疾患	第 11 章	循環器系の疾患
第 10 章	呼吸器系の疾患	第 12 章	呼吸器系の疾患
第 11 章	消化器系の疾患	第 13 章	消化器系の疾患
第 12 章	皮膚および皮下組織の疾患	第 14 章	皮膚および皮下組織の疾患
第 13 章	筋骨格系および結合組織の疾患	第 15 章	筋骨格系および結合組織の疾患
第 14 章	尿路性器系の疾患	第 16 章	尿路性器系の疾患
		第 17 章	性保健健康関連の病態
第 15 章	妊娠，分娩および産じょく	第 18 章	妊娠，分娩および産じょく
第 16 章	周産期に発生した病態	第 19 章	周産期に発生した病態
第 17 章	先天奇形，変形および染色体異常	第 20 章	先天奇形，変形および染色体異常
第 18 章	症状，徴候および異常臨床所見・異常検査所見で他に分類されないもの	第 21 章	症状，徴候および異常臨床所見・異常検査所見で他に分類されないもの
第 19 章	損傷，中毒およびその他の外因の影響	第 22 章	損傷，中毒およびその他の外因の影響
第 20 章	傷病および死亡の外因	第 23 章	傷病および死亡の外因
第 21 章	健康状態に影響を及ぼす要因および保健サービスの利用	第 24 章	健康状態に影響を及ぼす要因および保健サービスの利用
第 22 章	特殊目的用コード	第 25 章	特殊目的用コード
		第 26 章	伝統医学の病態など─モジュール I
		第 V 章	生活機能評価に関する補助セクション
		第 X 章	エクステンションコード

注）ICD-11 からの追加項目の日本語は仮訳.

ド（いずれも仮訳）の 6 章が追加されている（**表 5-3**）．分類が改訂されると疾病や死亡に関する値が不自然に増減することがあるため，年次推移を観察する場合には注意が必要である．

b　死亡原因の年次推移

死亡原因を把握することは，その疾病や死亡を減らすための予防策をとるうえで重要である．**図 5-5** に死因別死亡率の年次推移を示した．死亡率は人口千対の値で示すが，死因別の死亡率は人口 10 万対の値で示す．

もっとも主要な死因は長い間結核であり，1947（昭和 22）年には人口 10 万対 187.3 と高値であったが，治療薬の開発により 1950 年代に急激に改善し 1975（昭和 50）年には 10.0 を切り，2017（平成 29）年には 1.9 まで低下した．逆に増加したのは脳血管疾患，その後，悪性新生物と心疾患であり，主な死因が感染症から非感染症に移行していった様子がわかる．悪性新生物は 1947（昭和 22）年には 69.0 であったが，年々増加して 2017（平成 29）

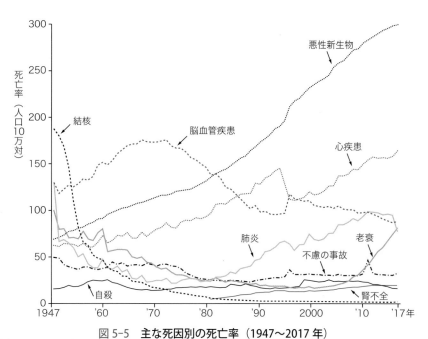

図 5-5　主な死因別の死亡率（1947～2017 年）

注）心疾患の 1994～1995 年の低下は，新しい死亡診断書の事前周知の影響によるもの，脳血管疾患の 1995 年の増加は，国際疾病分類 ICD-10 による死因選択の明確化によるもの，と考えられる.

［厚生労働省：人口動態統計をもとに作成］

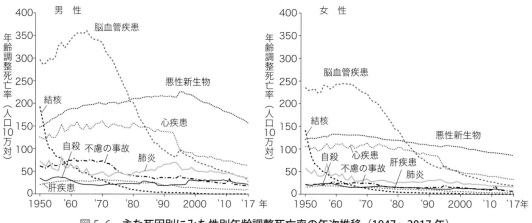

図 5-6　主な死因別にみた性別年齢調整死亡率の年次推移（1947～2017 年）

［厚生労働省：人口動態統計をもとに作成］

年には 299.5 に至っている．近年では高齢化を背景に肺炎が増加している点も注意が必要である．日本人の死因第 1 位は，戦後結核に代わってしばらくの間は脳血管疾患であったが，1981（昭和 56）年以降は悪性新生物である．

　死亡原因は性別と年齢による違いが大きいため，性別に年齢調整死亡率を示した（**図5-6**）．悪性新生物は，粗死亡率のグラフでは顕著に上昇していたが，年齢調整死亡率では

男女とも近年低下傾向にあることがわかる．心疾患や脳血管疾患も同様に低下傾向にある．

c　年齢階級別にみた死因上位 10 位

　日本人全体の死因の順位をみると（**表5-4**），第1位は悪性新生物で，死亡総数のうち27.9%を，第2位は心疾患で15.3%を占めている．第3位の脳血管疾患，第4位の老衰，第5位の肺炎は7～8%で，この数年順位が変化している．わが国の三大死因は長らく，悪性新生物，心疾患，脳血管疾患であったが，この数年は高齢化の影響で，老衰や肺炎の順位が高くなることもある．

　年齢階級別にみると，0歳では先天奇形等が第1位を占め，周産期に特異的な呼吸障害や乳幼児突然死症候群など乳児に特徴的な死因が上位を占めている．10歳未満では先天奇形等と不慮の事故の占める割合が高いという特徴がみられる．10～39歳の第1位は自殺であり，とくに20歳代では半数前後を占めているため，幅広い世代への自殺対策，メンタルヘルス対策が重要である．40～89歳では，すべての年齢階級で第1位は悪性新生物である．

表5-4　年齢階級別死因（2017年）

年　齢	第1位		第2位		第3位		第4位		第5位	
	死　因	割合(%)	死　因	割合(%)	死　因	割合(%)	死　因	割合(%)	死　因	割合(%)
総数	悪性新生物	27.9	心　疾　患	15.3	脳血管疾患	8.2	老　　衰	7.6	肺　　炎	7.2
0歳	先天奇形等	36.1	周産期呼吸障害等	13.4	不慮の事故	4.4	乳幼児突然死症候群	3.9	出血性障害等	3.6
1～4	先天奇形等	25.7	不慮の事故	10.1	悪性新生物	8.7	心　疾　患	4.8	肺　　炎	3.5
5～9	悪性新生物	21.4	不慮の事故	17.1	先天奇形等	14.5	心　疾　患	4.6	他の新生物	3.4
10～14	自　　殺	22.9	悪性新生物	22.7	不慮の事故	11.7	先天奇形等	8.5	心　疾　患	4.6
15～19	自　　殺	39.6	不慮の事故	20.0	悪性新生物	10.8	心　疾　患	5.3	先天奇形等	2.0
20～24	自　　殺	52.1	不慮の事故	16.6	悪性新生物	8.6	心　疾　患	4.5	先天奇形等	1.1
25～29	自　　殺	46.1	不慮の事故	12.7	悪性新生物	11.8	心　疾　患	5.8	脳血管疾患	2.3
30～34	自　　殺	39.3	悪性新生物	18.9	不慮の事故	8.1	心　疾　患	7.3	脳血管疾患	3.9
35～39	自　　殺	28.8	悪性新生物	24.1	心　疾　患	9.0	不慮の事故	7.5	脳血管疾患	5.8
40～44	悪性新生物	30.0	自　　殺	18.5	心　疾　患	11.2	脳血管疾患	9.0	不慮の事故	6.4
45～49	悪性新生物	34.0	自　　殺	13.4	心　疾　患	12.6	脳血管疾患	9.3	不慮の事故	5.1
50～54	悪性新生物	38.1	心　疾　患	12.6	自　　殺	9.6	脳血管疾患	8.8	肝　疾　患	5.0
55～59	悪性新生物	44.4	心　疾　患	12.3	脳血管疾患	7.3	自　　殺	6.0	肝　疾　患	4.5
60～64	悪性新生物	47.3	心　疾　患	12.1	脳血管疾患	7.0	不慮の事故	3.4	肝　疾　患	3.4
65～69	悪性新生物	48.1	心　疾　患	12.0	脳血管疾患	6.8	不慮の事故	3.0	肺　　炎	2.8
70～74	悪性新生物	45.2	心　疾　患	12.1	脳血管疾患	7.0	肺　　炎	4.0	不慮の事故	3.1
75～79	悪性新生物	37.9	心　疾　患	13.4	脳血管疾患	8.0	肺　　炎	5.7	不慮の事故	3.1
80～84	悪性新生物	30.0	心　疾　患	14.8	脳血管疾患	8.7	肺　　炎	7.5	老　　衰	3.7
85～89	悪性新生物	21.8	心　疾　患	16.8	肺　　炎	9.4	脳血管疾患	9.0	老　　衰	7.8
90～94	心　疾　患	18.5	老　　衰	14.9	悪性新生物	14.6	肺　　炎	10.4	脳血管疾患	8.9
95～99	老　　衰	23.9	心　疾　患	19.0	肺　　炎	10.5	悪性新生物	8.9	脳血管疾患	8.2
100歳以上	老　　衰	38.5	心　疾　患	17.4	肺　　炎	9.4	脳血管疾患	6.5	悪性新生物	4.5

［厚生労働省：平成29年人口動態統計より引用］

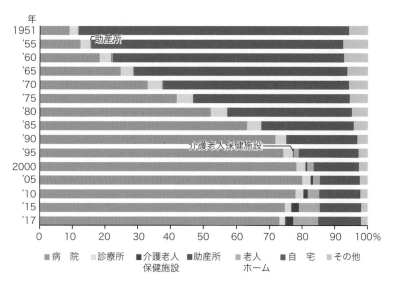

図 5-7　死亡の場所の年次推移（1951〜2017 年）
1990 年以前は，老人ホームは自宅かその他に含む．
［厚生労働省：人口動態統計をもとに作成］

第 2 位は，40 歳代は自殺であるが，50 歳以上は心疾患が占めている．55〜89 歳は第 3 位が脳血管疾患であり，第 1〜3 位を三大死因が占めている．

d　死亡場所

死亡場所を図 5-7 に示した．1951（昭和 26）年には病院で亡くなる人は 9％に過ぎず，83％は自宅で亡くなっていた．しかし，その後急激に逆転し，2005（平成 17）年には 80％が病院で亡くなっていた．現在は，病院での死亡はやや減少し，老人ホームや介護老人保健施設などの高齢者対象の保健福祉施設で亡くなる人の割合が増加している．

5　死産，周産期死亡，乳児死亡，妊産婦死亡

乳児や妊産婦の死亡，死産などは，母親と子の健康状態や衛生環境，その背景にある生活水準や社会経済状態を反映する．これらの死亡は日本では少ないが，保健衛生に問題のある国や地域では重要な課題である．

各指標の計算方法について表 5-5 にまとめた．

a　死産，周産期死亡

人口動態統計でいう死産とは，妊娠満 12 週以後の死児のことを指し，この死産数と出生数を合わせて出産数と呼ぶ．出産数 1,000 人に対する死産数を死産率という．

周産期死亡とは，妊娠満 22 週以降の死産と生後 1 週未満の死児を合わせたものをいう．出生数と妊娠満 22 週以降の死産数の合計 1,000 人に対する周産期死亡数の値を周産期死亡

表 5-5　死産，新生児死亡，乳児死亡

死産率	死産とは，妊娠満 12 週以後の死児の出産 $\dfrac{\text{死産数（妊娠 12 週以後の死児）}}{\text{出産数（出生数＋死産数）}} \times 1{,}000$
周産期死亡率	周産期死亡とは，妊娠満 22 週以後の死産に早期新生児死亡（生後 1 週未満の死亡）を加えたもの $\dfrac{\text{周産期死亡数（妊娠満 22 週以降の死産数＋生後 1 週未満の死亡）}}{\text{出生数＋妊娠満 22 週以降の死産数}} \times 1{,}000$
早期新生児死亡率	早期新生児死亡とは，生後 1 週未満の死亡 $\dfrac{\text{早期新生児死亡数（生後 1 週未満の死亡）}}{\text{出生数}} \times 1{,}000$
新生児死亡率	新生児死亡とは，生後 4 週未満の死亡 $\dfrac{\text{新生児死亡数（生後 4 週未満の死亡）}}{\text{出生数}} \times 1{,}000$
乳児死亡率	乳児死亡とは，生後 1 年未満の死亡 $\dfrac{\text{乳児死亡数（生後 1 年未満の死亡）}}{\text{出生数}} \times 1{,}000$

率という.

　死産は，自然死産と人工死産に分けられている. 人工死産は，胎児の母体内生存が確実なときに人工的処置を加えて死産に至った場合のことをいい，ほとんどが人工妊娠中絶である. 自然死産とは，人工死産以外のすべての死産を指す. 人工妊娠中絶の数は減少を続けてはいるが，2017（平成 29）年度の中絶数は 16.5 万件にのぼる.

b　乳児死亡

　生後 1 年未満の死亡を乳児死亡といい，出生数 1,000 人に対する死亡数を乳児死亡率という. わが国の乳児死亡の年次推移を図 5-8 に示した. 戦前は高い値を示していたが，大正の終わりから昭和に入る頃を境に改善している. 1918（大正 7）年に高い値を示しているのは世界的にも流行したインフルエンザ，いわゆるスペイン風邪の影響である. 第二次世界大戦後は，直後は統計がないがおそらくかなり高い値を示していたと思われ，1947（昭和 22）年に約 21 万人，出生数千対 76.7 をピークに急激に低下した. 2017（平成 29）年は，乳児死亡数 1,761 人，乳児死亡率 1.9 まで低下した.

　諸外国と比べると，米国 5.9，英国 3.9，スウェーデン 2.5，シンガポール 2.4 であり，わが国はかなり低く，良好な状態にある.

　乳児死亡の原因は，先天奇形，変形および染色体異常がもっとも多く約 3 分の 1 を，周産期に発生した病態が約 4 分の 1 を占めている.

　乳児死亡のうち生後 4 週未満の死亡を新生児死亡，生後 1 週未満の死亡を早期新生児死亡といい，それぞれ出生数 1,000 人に対する死亡数を新生児死亡率，早期新生児死亡率という.

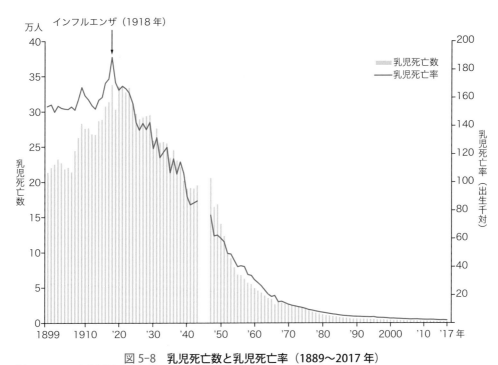

図 5-8　乳児死亡数と乳児死亡率（1889〜2017 年）

注）1947〜1952 年は沖縄を含まない.
［厚生労働省：人口動態統計をもとに作成］

c　妊産婦死亡

　妊娠中から妊娠終了後満 42 日（6 週）未満の女性の死亡を妊産婦死亡といい，出産数（出生数＋死産数）10 万人に対する死亡数を妊産婦死亡率という．妊産婦の死亡とは，妊娠に関連した原因による死亡をいい，事故や犯罪などによる死亡は含まない.

　1978（昭和 53）年までは妊娠中と妊娠終了後満 90 日未満の死亡を対象としていたが，1979（昭和 54）年以降は 42 日未満としており，年次変化をみる場合には注意が必要である.

　年次変化をみると，1950（昭和 25）年には出産 10 万対 161.2 であったが，1960 年代前半に 100 以下，1980 年代後半に 10 以下と急激に改善し，現在では 3.4 まで低下している.

　妊産婦死亡を他国と比較する場合には，わが国の統計の「出産」10 万対ではなく，「出生」10 万対の値を用いる．戦後のわが国の妊産婦死亡率は，カナダやスウェーデンなど欧米諸国と比べると高い値で推移していたが，現在では改善されている.

6　婚姻と離婚

　出生は婚姻を前提としている場合が多いので，人口の増減を把握する人口動態統計では婚姻と離婚の件数を調べている．婚姻件数・離婚件数は 1 年間の届出件数で，婚姻率・離婚率は，人口千人当たりの婚姻件数・離婚件数である.

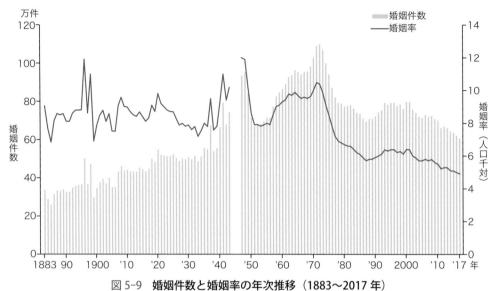

図 5-9　婚姻件数と婚姻率の年次推移（1883〜2017 年）

1947〜1972 年は沖縄県を含まない.
［厚生労働省：人口動態統計をもとに作成］

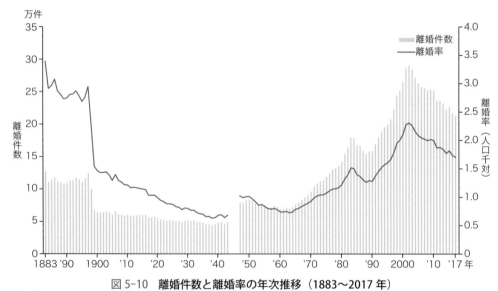

図 5-10　離婚件数と離婚率の年次推移（1883〜2017 年）

1947〜1972 年は沖縄県を含まない.
［厚生労働省：人口動態統計をもとに作成］

　婚姻率の年次推移を**図 5-9** でみると，明治時代から第二次世界大戦までの婚姻率は人口千対 7.0 以上で推移していた．婚姻件数は，戦後の復員などによる第 1 次婚姻ブームと，その子ども世代が適齢期を迎える第 2 次婚姻ブームに 100 万件を超える山があるものの，その後は低下傾向にある．2017（平成 29）年には婚姻率は 5.0 を切り，婚姻件数は約 61 万件となり，戦後最低値を示している．

表 5-6　婚姻率と離婚率の国際比較

（人口千対）

国　名	婚姻率	国　名	離婚率
ロシア	8.5	ロシア	4.7
米国	6.9	米国	2.5
韓国	5.1	スウェーデン	2.4
スウェーデン	5.2	韓国	2.1
日本	4.9	オランダ	1.9
ドイツ	4.9	ドイツ	1.9
英国	4.4	英国	1.8
オランダ	3.8	フランス	1.9
フランス	3.5	日本	1.7
イタリア	3.4	イタリア	1.6

注）韓国，スウェーデン，日本，ドイツ，オランダは 2017 年，
英国，フランス，イタリアは 2016 年，米国は 2015 年，ロシア
は 2013 年の数値である.
［総務省統計局：世界の統計 2019 より引用］

　離婚の年次推移を図 5-10 でみると，明治の中頃までは離婚率は人口千対 3.0 前後と高かったが，1898（明治 31）年に明治民法が制定されて戸籍法が改定されたため離婚は激減した．その後は家制度が確立していく時期で，離婚件数は緩やかに低下して 5 万件程度で推移した．終戦後は，1960 年代前半に件数も率も底となるものの，その後は増加を続け，2002（平成 14）年約 290 万件，離婚率 2.3 まで上昇を続けた．離婚増加の要因は定かではないが，家制度に対する価値観が薄れ，離婚に対する否定的な意識が薄れたことなどが要因であろう．近年は減少傾向にあり，2017（平成 29）年は 21 万件，離婚率 1.7 である．

　離婚件数の増加に伴い，親が離婚した未成年の子（未婚のみ）の数も増加し，1975（昭和 50）年は約 12.1 万人であったが，2017（平成 29）年には 21.4 万人に増加した．20 歳未満人口千対でみると，1975（昭和 50）年の 3.47 から，2017（平成 29）年には 10.03 となっている．

　わが国の婚姻率と離婚率を他国と比較すると（表 5-6），欧米諸国や韓国と比べて，婚姻率は同レベル，離婚率は低いほうである．ただし，フランスやスウェーデンでは法的に婚姻という形式をとらない人も多く，婚姻率・離婚率の比較には注意が必要である．

B.　生命表

1　生命表とは

　生命表とは，ある期間の年齢別死亡率が今後も変化しないと仮定したときに，各年齢の人が死亡するまでの過程を，死亡確率や平均余命などの値で表したものである．生命表には，完全生命表と簡易生命表がある．地域別の生命表として，都道府県別生命表と市区町村別生命表が公表されている．簡易生命表は，人口推計値と人口動態統計の概数値を用いて毎年作成されており，完全生命表は，国勢調査の人口と人口動態統計のいずれも確定値を用いて 5

年に1度作成されている.

２ 平均余命と平均寿命

　生命表では平均余命や平均寿命が示される. 平均余命とは，各年齢の人が平均してあと何年生きるかを示したものであり，平均寿命は0歳の平均余命のことをいう. 平均寿命は，すべての年齢の死亡状況を集約したものであり，その国や地域の健康水準を評価する重要な指標である.

　平均寿命の経年推移を**図5-11**でみると，1891〜98（明治24〜31）年には男性42.8歳，女性44.3歳で約30年間は横ばいで推移していたが，1920年代以降上昇し，第二次世界大戦終了後1947（昭和22）年には男性50.06歳，女性53.96歳を境に上昇し，2017（平成29）年は男性81.09歳，女性87.26歳である.

　2017（平成29）年における各年齢の平均余命を**表5-7**に示した. たとえば，90歳の人では男性は4.25歳，女性5.61歳の平均余命があることを示している.

　日本は海外と比べて平均寿命の長い国である. **表5-8**に平均寿命の長い国を示した. 日本は，男性は香港，スイスに次いで，女性は香港に次いで平均寿命の長い国である.

　都道府県別生命表と市区町村別生命表は5年ごとに作成されている. 自治体別の比較をすることで，健康水準の地域差やその要因を探る資料として活用されている. 都道府県別には，男性は滋賀県（81.78歳），長野県，京都府の順に長く，青森県（78.67歳），秋田県，岩

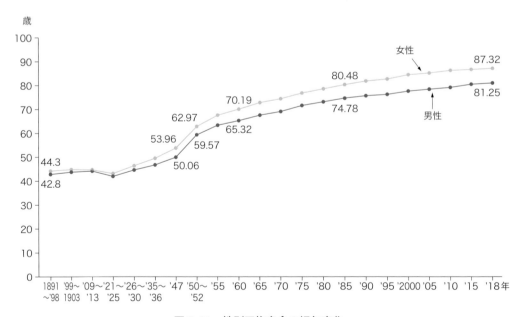

図5-11　性別平均寿命の経年変化

2018年は簡易生命表，他は各年の完全生命表による.
1995年の値は，阪神・淡路大震災の影響を除去していない値.
［厚生労働省：第22回生命表（完全生命表）の概況をもとに作成］

表 5-7　年齢別の平均余命（2018 年）

性　別	0 歳	20 歳	40 歳	65 歳	75 歳	90 歳
男性	81.25	61.61	42.20	19.70	12.29	4.33
女性	87.32	67.63	47.97	24.50	15.86	5.66

注）単位：年
［厚生労働省：平成 30 年簡易生命表より引用］

表 5-8　平均寿命の国際比較

順　位	男　性		女　性	
	国　名	平均寿命	国　名	平均寿命
1 位	香港	82.17	香港	87.56
2 位	スイス	81.4	日本	87.32
3 位	日本	81.25	スペイン	85.73
4 位	ノルウェー	81.00	韓国	85.7
5 位	スウェーデン	80.78	スイス	85.4
6 位	シンガポール	80.7	フランス	85.3

注）単位：年
注）スイス，スペイン，韓国，シンガポールは 2017 年，それ以外の国は 2018 年の値である.
［厚生労働省：平成 30 年簡易生命表より引用］

表 5-9　都道府県別にみた平均寿命（2015 年）

順　位	男　性		女　性	
	県　名	平均寿命	県　名	平均寿命
1 位	滋　賀	81.78	長　野	87.67
2 位	長　野	81.75	岡　山	87.67
3 位	京　都	81.40	島　根	87.64
4 位	奈　良	81.36	滋　賀	87.57
5 位	神奈川	81.32	福　井	87.54
⋮	⋮	⋮	⋮	⋮
43 位	鹿児島	80.02	福　島	86.40
44 位	和歌山	79.94	秋　田	86.38
45 位	岩　手	79.86	茨　城	86.33
46 位	秋　田	79.51	栃　木	86.24
47 位	青　森	78.67	青　森	85.93

注）単位：年
［厚生労働省：平成 27 年都道府県別生命表より引用］

手県の順に短く，1 位と 47 位には 3.11 年の差がある．女性は，長野県（87.67 歳），岡山県，島根県の順に長く，青森県（85.93 歳），栃木県，茨城県の順に短く，1.74 年の差がある（**表 5-9**）.

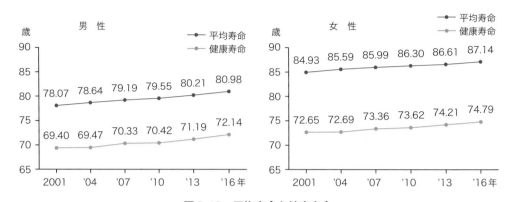

図 5-12　平均寿命と健康寿命

[厚生労働科学研究費補助金：健康寿命における将来予測と生活習慣病対策の費用対効果に関する研究をもとに作成]

③ 健康寿命

　寿命は単に長ければよいのではなく，健康を損なって活動が制限されたり寝たきりになったりすることなく生活できることが大切であるとして，健康寿命が提唱されている．わが国では年齢別死亡率と 3 年に 1 度実施される「国民生活基礎調査」の結果などから健康寿命を算出しており，「健康上の問題で日常生活が制限されることなく生活できる期間」と定義している．

　2016（平成 28）年の健康寿命は，男性は 72.14 歳，女性は 74.79 歳と算出されており，同じ年の平均寿命よりも男性で 8.84 年，女性で 12.35 年短い．この期間は，健康上なんらかの問題で日常生活が制限される期間と考えられ，この差をなるべく縮めていくことが求められる．

　健康づくりの指針である健康日本 21（第 2 次）では，「平均寿命の増加分を上回る健康寿命の増加」を目標の 1 つとしている．過去 3 年間（2013〜16〈平成 25〜28〉年）の増加分をみると，男性では平均寿命は 0.77 年，健康寿命は 0.95 年，女性では平均寿命は 0.53 年，健康寿命は 0.58 年延伸しており，男女とも健康寿命の延びのほうが平均寿命の延びよりも若干長い（図 5-12）．

　平均寿命と健康寿命の差を縮めることは，個々人の健康な生活のためにも，国や自治体の医療費や介護費などの社会保障費を削減するためにも，重要な課題とされている．

C. 傷病統計

　傷病統計として，厚生労働省の患者調査と国民生活基礎調査を紹介する．患者調査は，全国の医療施設を対象にして，各医療施設の記録から患者の受診状況を報告してもらう調査である．国民生活基礎調査は，個人を対象にして，受診や罹患，主観的な愁訴や健康状態などを回答してもらう調査である．

1 患者調査

　患者調査は，病院と診療所を利用する患者の受診状況などを調査して，地域別患者数を推計することを目的としている．1948（昭和23）年に医療調査として始まり，1953（昭和28）年からは患者調査として，現在は3年ごとに実施している．全国の病院，一般診療所，歯科診療所を層化無作為に抽出して対象施設を決め，入院・外来患者，退院患者を対象としている（平成29年調査）．入院・外来患者は指定した1日を，退院患者は1ヵ月間を調査日としている．

　調査項目は，患者の性別，出生年月日，住所，入院/退院年月日，主/副傷病名，診療費の支払方法，病床の種別，紹介の状況，退院後の行き先などである．

a 推計患者数

　調査日に全国の医療施設で受療した推計数を推計患者数という．

　2017（平成29）年の入院の推計患者数は1,312.6千人で，97.0％は病院に，3.0％は一般診療所に入院している．女性が54.3％とやや多く，65歳以上が73.2％を占め高齢者の割合が高い．

　外来患者数は推計7,191.0千人で，一般診療所が58.6％を占めており，病院は22.7％，歯科診療所は18.7％である．女性が57.5％と多く，65歳以上が50.7％を占めており，高齢者の占める割合が大きい．

b 主な傷病

　傷病分類別にみた推計患者数と受療率を**表5-10**に示した．

　入院患者の主な傷病は，精神および行動の障害が252.0千人ともっとも多く，入院全体の19.2％を占め，在院日数も長い．次いで，循環器系の疾患が228.6千人（17.4％），新生物が142.2千人（10.8％），損傷，中毒およびその他の外因の影響が137.7千人（10.5％）である．悪性新生物や脳血管疾患を主な傷病とする人が多く，高齢者の入院が多いことを表している．

　外来患者の主な傷病は，消化器系の疾患が1293.2千人（18.0％），循環器系の疾患が888.9千人（12.4％），筋骨格系および結合組織の疾患が877.2千人（12.2％）である．

c 受療率

　推計患者数を人口10万対で表したものを受療率という．入院の受療率は1,036，外来の受療率は5,675である．性別では，入院，外来ともに女性のほうがやや高い．年齢別には，入院は年齢が高いほど高率であるが，外来は65歳以上が顕著に高いものの，次いで0〜14歳が高い受療率となっている．

　年次推移をみると（**図5-13**），入院の受療率はいずれの年齢階級でも低下する傾向にあり，とくに65歳以上の高齢者では入院，外来ともに減少傾向にある．

　都道府県別にみると地域差が大きい．入院は，高知県が人口10万対2,101ともっとも高

表 5-10　傷病分類別にみた推計患者数と受療率（2017 年）

傷病分類	推計患者数（千人）		受療率（人口10万対）					
	入院	外来	入院			外来		
	総数	総数	総数	男	女	総数	男	女
総　　　数	1,312.6	7,191.0	1,036	972	1,096	5,675	4,953	6,360
Ⅰ　感染症および寄生虫症	19.8	169.8	16	16	16	134	126	141
結核	2.8	1.5	2	3	2	1	1	1
ウイルス肝炎	0.9	18.0	1	1	1	14	14	14
Ⅱ　新生物	142.2	249.5	112	130	95	197	189	204
悪性新生物	126.1	183.6	100	119	81	145	158	132
胃の悪性新生物	12.5	19.9	10	14	6	16	22	9
結腸および直腸の悪性新生物	18.7	29.7	15	17	13	23	28	19
肝および肝内胆管の悪性新生物	5.9	5.5	5	7	3	4	6	3
気管，気管支および肺の悪性新生物	17.8	17.1	14	20	9	13	17	10
乳房の悪性新生物	5.7	27.7	4	0	9	22	1	42
Ⅲ　血液および造血器の疾患並びに免疫機構の障害	5.9	21.1	5	4	5	17	9	24
Ⅳ　内分泌，栄養および代謝疾患	33.0	442.9	26	23	29	350	309	388
糖尿病	18.9	224.0	15	15	15	177	203	152
脂質異常症	0.2	148.0	0	0	0	117	70	161
Ⅴ　精神および行動の障害	252.0	260.9	199	197	201	206	194	217
血管性および詳細不明の認知症	27.8	11.7	22	17	26	9	6	12
統合失調症，統合失調症型障害および妄想性障害	153.5	62.7	121	121	121	49	53	46
気分［感情］障害（躁うつ病を含む）	29.9	89.6	24	18	29	71	60	81
Ⅵ　神経系の疾患	126.2	164.9	100	86	113	130	108	151
アルツハイマー病	49.3	46.7	39	26	51	37	19	54
Ⅶ　眼および付属器の疾患	11.7	358.5	9	8	10	283	217	345
Ⅷ　耳および乳様突起の疾患	2.6	99.2	2	2	2	78	66	90
Ⅸ　循環器系の疾患	228.6	888.9	180	169	192	702	644	756
高血圧性疾患	5.6	646.9	4	3	6	511	439	578
心疾患（高血圧性のものを除く）	64.0	134.2	50	48	53	106	117	95
脳血管疾患	146.0	85.9	115	106	124	68	71	65
Ⅹ　呼吸器系の疾患	95.9	629.9	76	83	69	497	479	514
肺炎	35.6	7.8	28	30	27	6	7	5
慢性閉塞性肺疾患	8.2	17.6	6	8	5	14	19	9
喘息	3.5	121.1	3	2	3	96	90	101
Ⅺ　消化器系の疾患	66.1	1,293.2	52	57	47	1,021	890	1,144
う蝕	0.0	277.1	0	0	0	219	194	242
歯肉炎および歯周疾患	0.1	469.1	0	0	0	370	308	429
肝疾患	7.4	26.9	6	6	5	21	23	20
Ⅻ　皮膚および皮下組織の疾患	11.7	303.5	9	8	10	240	215	263
ⅩⅢ　筋骨格系および結合組織の疾患	71.3	877.2	56	43	69	692	522	853
ⅩⅣ　腎尿路生殖器系の疾患	50.3	321.5	40	39	41	254	242	265
慢性腎不全	24.0	143.3	19	21	17	113	150	78
ⅩⅤ　妊娠，分娩および産じょく	18.3	15.1	14	—	28	12	—	23
ⅩⅥ　周産期に発生した病態	7.0	3.0	6	6	5	2	3	2
ⅩⅦ　先天奇形，変形および染色体異常	5.7	14.1	4	5	4	11	11	11
ⅩⅧ　症状，徴候および異常臨床所見・異常検査所見で他に分類されないもの	14.4	78.9	11	9	14	62	52	72
ⅩⅨ　損傷，中毒およびその他の外因の影響	137.7	299.0	109	82	134	236	233	238
骨折	97.4	98.6	77	45	108	78	65	90
ⅩⅩⅠ　健康状態に影響を及ぼす要因および保健サービスの利用	12.1	700.1	10	6	12	553	443	656

［厚生労働省：平成 29 年患者調査より引用］

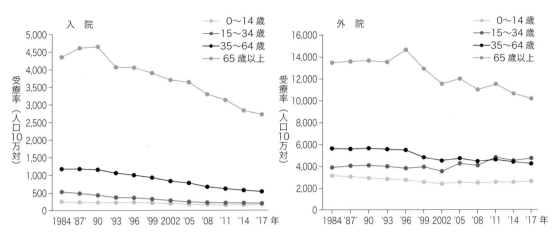

図 5-13　年齢階級別にみた受療率（人口 10 万対）の年次推移

注) 2011 年は，宮城県石巻医療圏と気仙医療圏，福島県を除いた数値.
［厚生労働省：患者調査をもとに作成］

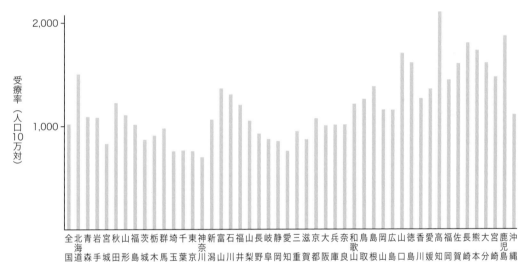

図 5-14　都道府県別にみた受療率：入院（人口 10 万対）（2017 年）

［厚生労働省：平成 29 年患者調査をもとに作成］

く，2 位の鹿児島県 1,880 と比して顕著に高い．下位は神奈川県の 706 で，埼玉県，東京都といった首都圏が下位を占めており，地域別に大きな開きがある（図 5-14）．外来は入院ほどの地域差はないが，佐賀県，香川県，長崎県で高く，沖縄県が他県よりも低い.

d　在院日数

患者調査では 1 ヵ月間の退院患者の平均在院日数を調べている．全入院患者の平均在院日数は 1984（昭和 59）年には 40.9 日であったが，2017（平成 29）年には 29.3 日となり，短くなる傾向にある．病院について，年齢階級別に平均在院日数をみると，年齢階級が高いほ

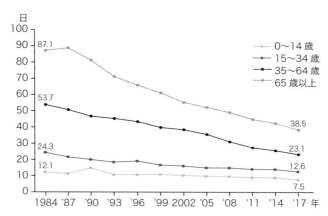

図 5-15　年齢階級別にみた退院患者の平均在院日数の年次推移：病院

注）各年9月1ヵ月間に病院から退院した人を対象としている．一般診療所は含まない．
2011 年は，宮城県石巻医療圏と気仙医療圏，福島県を除いた数値．
［厚生労働省：患者調査をもとに作成］

ど平均在院日数は長くなっている（**図 5-15**）．年次推移をみるといずれの年齢階級でもこの30 年ほどの間に半減している．

　主な傷病別にみると，もっとも長いのは精神および行動の障害（277.1 日）であり，次いで長い神経系の疾患（81.2 日）や循環器系の疾患（38.1 日）と比べても，突出して長期間の平均在院日数となっていることがわかる．

e　在宅医療

　在宅医療を受けた推計患者数は，2005（平成 17）年までは 6〜7 万人程度であったが，2017（平成 29）年では 18.1 万人となり増加傾向にある．具体的には，往診が 4.3 万人，訪問診療が 11.63 万人，医師・歯科医師以外の訪問が 1.96 万人である．

f　総患者数

　入院患者や外来患者以外にも，調査日には受療していないが定期的に受診している患者がいる．このような患者数を推計して追加した値を総患者数という．人口 10 万対の総患者数を有病率という．総患者数が多いのは，高血圧性疾患（993.7 万人），歯肉炎および歯周疾患（398.3 万人），糖尿病（328.9 万人），脂質異常症（220.5 万人）などである．ただし，この有病率は，医療施設を受診している人に限定した値であって，傷病をもっているが受診していない人は含まれない．受診していないものの実際には病気をもっている人はさらに多いと思われる．

表 5-11　国民生活基礎調査の調査項目

大規模調査 3年ごと		健康票	自覚症状，通院，日常生活への影響，健康意識，悩みやストレスの状況，こころの状態，健康診断等の受診状況
		介護票	介護が必要な者の性別と出生年月，要介護度の状況，介護が必要となった原因，主に介護する者の介護時間，家族等と事業者による主な介護内容等
		貯蓄票	貯蓄現在高，借入金残高等
	簡易調査 毎年	世帯票	単独世帯の状況等，5月中の家計支出総額，世帯主との続柄，性，出生年月，配偶者の有無，医療保険の加入状況，公的年金・恩給の受給，公的年金の加入状況，就業状況等
		所得票	前年1年間の所得の種類別金額・課税等の状況，生活意識の状況等

〔厚生労働省：2019年国民生活基礎調査より引用〕

② 国民生活基礎調査

　国民生活基礎調査は，保健，医療，福祉，年金，所得など国民生活の基礎的な状況を把握する目的で実施している調査である．3年ごとの大規模調査と毎年実施する簡易調査があり，簡易調査では世帯票と所得票で調査をし，大規模調査では健康票と介護票，貯蓄票を追加して実施している（表5-11）．

　健康票では，自覚症状，通院状況，悩みやストレスの有無，メンタルヘルス，健康意識などの主観的な健康状態や日常生活への影響など，医療機関を受診していない健康状態を把握することができる．喫煙や飲酒，睡眠の状況なども調査している．国民生活基礎調査では，患者調査では把握できない，個人の健康関連行動や，愁訴，主観的な健康状態を把握できる点は長所である．

　世帯票では，世帯構造や就労状況，所得などの生活面を調査しているため，たとえば所得の高低と健康水準との関係や，母子・父子家庭の生活状況と健康状態との関連といった，健康の社会的な背景との関連をみることができる．

a　自覚症状の状況

　自覚症状のある者（有訴者数）を人口千対で表した値を有訴者率という．2016（平成28）年の有訴者率は305.9で，約3割の人はなんらかの自覚症状をもって生活している．

　年齢階級が高いほど上昇し，65歳以上の高齢者では男性417.5，女性468.9と4割以上の人がなんらかの自覚症状をもっている（図5-16）．

　性別には，男性は271.9，女性は337.3で女性のほうが高い．性別年齢階級別にみると，10歳未満のみ男性のほうが高いが，他の年齢階級では女性のほうが高い有訴者率を示しており，とくに20〜59歳での性差は大きい．

　具体的な症状を表5-12に示した．男性では腰痛（91.8）をあげた人がもっとも多く，女性では肩こり（117.5）と腰痛（115.5）をあげた人が多い．男女ともに腰の痛みや肩こりをあげる人が多いことがわかる．

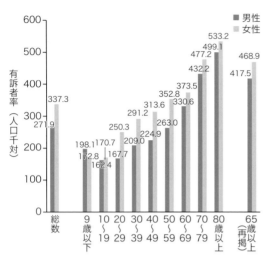

図 5-16　性別，年齢階級別の有訴者率（2016 年）
注）有訴者には入院者は含まないが，分母となる世帯人員には入院者を含む.
総数には年齢不詳を含む.
注）熊本県を除いて集計している.
［厚生労働省：平成 28 年国民生活基礎調査をもとに作成］

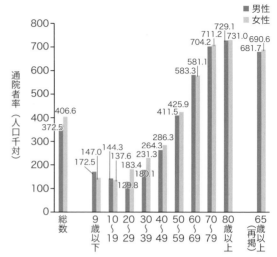

図 5-17　性別，年齢階級別の通院者率（2016 年）
注）有訴者には入院者は含まないが，分母となる世帯人員には入院者を含む.
総数には年齢不詳を含む.
注）熊本県を除いて集計している.
［厚生労働省：平成 28 年国民生活基礎調査をもとに作成］

表 5-12　性別，有訴者率の上位 5 症状（複数回答）（2016 年）

（人口千対）

	男	有訴者率	女	有訴者率
第 1 位	腰痛	91.8	肩こり	117.5
第 2 位	肩こり	57.0	腰痛	115.5
第 3 位	せきやたんが出る	50.5	手足の関節が痛む	70.2
第 4 位	鼻がつまる・鼻汁が出る	49.5	身体がだるい	53.9
第 5 位	手足の関節が痛む	40.7	頭痛	50.6

［厚生労働省：平成 28 年国民生活基礎調査より引用］

表 5-13　性別，通院者率の上位 5 傷病（複数回答）（2016 年）

（人口千対）

	男	通院者率	女	通院者率
第 1 位	高血圧症	120.0	高血圧症	116.1
第 2 位	糖尿病	58.1	眼の病気	59.5
第 3 位	歯の病気	47.4	歯の病気	57.3
第 4 位	眼の病気	42.4	腰痛症	56.6
第 5 位	腰痛症	41.4	脂質異常症	56.3

［厚生労働省：平成 28 年国民生活基礎調査より引用］

b　通院の状況

　病気やけがで病院や診療所，あんま・はり・きゅう・柔道整復に通っている者の割合を人口千対で表した値を通院者率という．2016（平成 28）年の通院者率は 390.2 であり，約 4 割の人が通院している．

　年齢階級が高いほど上昇し，65 歳以上では男女とも 7 割近い人が通院している（**図5-17**）．

　性別では，男性は全体で 372.5，女性は 406.6 であり，女性のほうがやや高い．性別年齢階級別では，10 歳未満で男性のほうが高く，20〜59 歳では女性のほうが高いが，それ以外では顕著な性差はない．

　具体的な傷病を**表5-13**に示した．男女ともに高血圧症がもっとも高く，男性では 2 位が糖尿病，女性では眼の病気である．有訴者率で男女ともに高率であった腰痛への対処として通院している人も多い．

練習問題

1) 人口動態統計から得られる健康指標をあげなさい．
2) 出生年齢の経年変化について，特徴とその背景を述べなさい．
3) 第二次世界大戦後の合計特殊出生率の増減の特徴について説明しなさい．
4) 粗死亡率と年齢調整死亡率の違いについて述べなさい．
5) 周産期死亡と乳児死亡率の計算方法を説明しなさい．
6) 日本人の主要な死亡原因を 3 つあげなさい．
7) 平均寿命と平均余命の違いは何か説明しなさい．
8) 最近の平均寿命は男女それぞれ何年か述べなさい．
9) 健康寿命に着眼する意味について解説しなさい．
10) 患者調査で得られる受療率の高い傷病をあげなさい．

第6章

生活習慣（ライフスタイル）の現状と対策

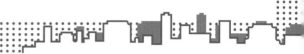

A. 健康管理に関する行動と社会

1 健康の生物・心理・社会モデル

　健康の生物・心理・社会モデル biopsycohosocial model とは，個人の発達や心身の健康状態は「生物学的要因」「心理的要因」「社会的要因」の3つの要因が相互に影響して形成される，という理論であり，1970年代にエンゲル George Engel が提唱した．一例で考えると，遺伝的に塩分の感受性が高い「生物学的要因」，仕事が忙しくストレスが多い「心理的要因」，塩分摂取の多い食文化地域「社会的要因」が相互に影響して高血圧など「健康状態」を形成する，という考え方である．

　望ましい健康状態を形成するには，「生物学的要因」「心理的要因」「社会的要因」3つすべてができるだけ望ましい状態になるよう，アプローチすればよい．これは，患者を疾患だけでなく心理面や社会面を含め包括的にとらえてアプローチする全人的医療の考え方と共通している．また，WHO憲章の健康の定義「健康とは，身体的，精神的，社会的に完全によい状態であり，単に疾病に罹患していない状態や虚弱でない状態ではない」の理念とも共通している．

2 生活習慣病，非感染性疾患（NCDs）

　生活習慣病は，不健康な食事や運動不足，喫煙，過度の飲酒などによって発症・進行し，望ましい生活習慣の実施によって予防・改善が可能な疾病のことであり，非感染性疾患 non-communicable diseases（**NCDs**）ともいう．主な疾患は，がん，循環器疾患（心筋梗塞や脳血管障害，高血圧など），糖尿病，肥満，メタボリックシンドローム，COPD（慢性閉塞性肺疾患）などである．

　感染症の克服，急速な人口の高齢化や生活習慣の変化などにより，これらの生活習慣病は世界的に急増している．わが国では死亡原因の半数以上を生活習慣病が占めており，生活習慣病に関連する医療費は全医療費の1/3を占めている．これらの疾病は，生命予後だけでな

く，社会生活を営むために必要な機能予後にも影響を及ぼす．よって，健康寿命延伸のためにも，高騰する医療費対策の観点からも，これらの生活習慣病の予防対策が重要である．

③　健康日本21

　わが国は，2000（平成12）年より国民が主体的に取り組める新たな国民健康づくりとして，「21世紀における国民健康づくり運動（健康日本21）」（計画期間：2000年〜2012〈平成12〜24〉年）を実施し，生活習慣病予防などの対策に取り組んできた．そして，10年間の取り組みの最終評価において問題提起された課題を踏まえ，2013（平成25）年より2022（令和4）年までの取り組み計画となる「21世紀における第2次国民健康づくり運動（健康日本21）（第2次）」を開始した．

　健康日本21（第2次）は，個人の生活習慣の改善および個人を取りまく社会環境の改善を通じて，生活習慣病の発症予防・重症化予防をはかるとともに，社会生活機能低下の低減による生活の質（QOL）の向上，健康のための資源へのアクセスの改善と公平性の確保などをはかり，結果として健康寿命の延伸・健康格差の縮小の実現を目指している．

　そのために5つの基本的な方向を定めており，「①健康寿命の延伸と健康格差の縮小，②生活習慣病の発症予防と重症化予防の徹底，③社会生活を営むために必要な機能の維持及び向上，④健康を支え，守るための社会環境の整備，⑤栄養・食生活，身体活動・運動，休養，飲酒，喫煙及び歯・口腔の健康に関する生活習慣及び社会環境の改善」があげられている．

　そして，これらの基本的な5つの方向に基づき，具体的な目標指標53項目とそれぞれの2022（令和4）年の目標値が設定されている（**表6-1，表6-2**）．②生活習慣病の発症予防と重症化予防の徹底については，がん，循環器疾患，糖尿病，COPD（慢性閉塞性肺疾患）を予防すべき重要疾患としている．また，③社会生活を営むために必要な機能の維持及び向上については，子どもから高齢者まで，こころと身体の健康づくりを目標としている．さらに，⑤栄養・食生活，身体活動・運動，休養，飲酒，喫煙及び歯・口腔の健康に関する生活習慣及び社会環境の改善については，栄養・食生活，身体活動・運動，休養，睡眠，飲酒，喫煙，歯・口腔の健康のそれぞれについて，目標値を設定している．

　2018（平成30）年に取り組みの中間評価がなされ，目標指標全53項目中の32項目で改善傾向が認められた．しかしながら，2022（令和4）年目標値への到達が危ぶまれるものや，変化がないものもみられ，すべての目標指標が順調に改善しているわけではない．個人の生活様式や社会経済状況は多様化しているため，性別や年代，地域，経済状況などにかかわらず，一人ひとりが自らの健康課題に取り組むことが可能な仕掛けづくりがきわめて重要である．

　行政，民間，産業界などの連携・協働により社会環境の整備などを推進することが，個人の生活習慣病予防にかかわる目標の達成，さらには，最終目標である健康寿命の延伸と健康格差の縮小につながる．

表6-1　健康日本21（第2次）の主な目標

	項　目	現状（中間評価）	目標（変更後）
健康寿命・健康格差	健康寿命の延伸（日常生活に制限のない期間の平均の延伸）	男性　72.14年 女性　74.79年　　（2016年）	平均寿命の増加分を上回る健康寿命の増加　　（2022年）
	健康格差の縮小 （日常生活に制限のない期間の平均の都道府県格差の縮小）	男性　2.00年 女性　2.70年　　（2016年）	都道府県格差の縮小　　（2022年）
がん	75歳未満のがんの年齢調整死亡率の減少（10万人当たり）	76.1　　　　　　　　（2016年）	減少傾向へ　　（2022年）
	がん検診の受診率の向上	胃がん　　　　男性 46.4% 　　　　　　　女性 35.6% 肺がん　　　　男性 51.0% 　　　　　　　女性 41.7% 大腸がん　　　男性 44.5% 　　　　　　　女性 38.5% 子宮頸がん　　女性 42.4% 乳がん　　　　女性 44.9% 　　　　　　　　（2016年）	50%　　　　　　（2022年）
循環器疾患	脳血管疾患・虚血性心疾患の年齢調整死亡率の減少（10万人当たり）	脳血管疾患　　男性 36.2 　　　　　　　女性 20.0 虚血性心疾患　男性 30.2 　　　　　　　女性 11.3 　　　　　　　　（2016年）	脳血管疾患　　男性 41.6[*1] 　　　　　　　女性 24.7[*1] 虚血性心疾患　男性 31.8[*1] 　　　　　　　女性 13.7[*1] 　　　　　　　　（2022年）
	高血圧の改善 （収縮期血圧の平均値の低下）	男性　136 mmHg 女性　130 mmHg　（2016年）	男性　134 mmHg 女性　129 mmHg　（2022年）
	脂質異常症の減少	総コレステロール 240 mg/dL以上の者の割合　　　男性　10.8% 　　　　　　　　女性　20.1% LDLコレステロール 160 mg/dL以上の者の割合　男性　7.5% 　　　　　　　　女性　11.3% 　　　　　　　　（2016年）	総コレステロール 240 mg/dL以上の者の割合　　　男性　10% 　　　　　　　　女性　17% LDLコレステロール 160 mg/dL以上の者の割合　男性　6.2% 　　　　　　　　女性　8.8% 　　　　　　　　（2022年）
	メタボリックシンドロームの該当者および予備群の減少*	1,412万人 　　　　　　　　（2016年）	平成20年度と比べて25%減少 　　　　　　　　（2022年）
	特定健康診査・特定保健指導の実施率の向上[*2]	特定健康診査の実施率 　　　　　　　　50.1% 特定保健指導の実施率 　　　　　　　　17.5% 　　　　　　　　（2015年）	特定健康診査の実施率 　　　　　　　　70%以上 特定保健指導の実施率 　　　　　　　　45%以上 　　　　　　　　（2023年）
糖尿病	合併症（糖尿病腎症による年間新規透析導入患者数）の減少	16,103人　　　　（2016年）	15,000人　　　　（2022年）
	治療継続者の割合の増加	64.3%　　　　　　（2016年）	75%　　　　　　（2022年）
	血糖コントロール指標におけるコントロール不良者の割合の減少（HbA1cがJDS値8.0%（NGSP値8.4%）以上の者の割合の減少）	0.96%　　　　　　（2014年）	1.0%[*3]　　　　（2022年）
	糖尿病有病者の増加の抑制	1,000万人　　　　（2016年）	1,000万人　　　　（2022年）
COPD	COPDの認知度の向上	25.5%　　　　　　（2017年）	80%　　　　　　（2022年）

[*1] 中間評価においてすでに目標に到達しているが，危険因子の目標がすべて達成されてはおらず，年齢調整死亡率の減少が予防対策のみによるものではなく，急性期治療の進歩等の影響も考えられ，慎重な評価が必要である.

[*2] 糖尿病の項目でもある

[*3] 中間評価においてすでに目標に到達しているが，特定健診受診率，特定保健指導実施率の向上は目標に到達していないことから，慎重な評価が必要である.

［厚生労働省：国民の健康の増進の総合的な推進を図るための基本的な方針，健康日本21（第2次）中間評価報告書，2018をもとに作成］

表 6-2　健康日本 21（第 2 次）の主な目標（生活習慣など）

		項　目	現状（中間評価）	目標（変更後）
社会生活を営むために必要な機能の維持及び向上	こころの健康	①自殺者の減少（人口 10 万人当たり）	16.8　　　　（2016 年）	13.0 以下　（2025 年）
		②メンタルヘルスに関する措置を受けられる職場の割合の増加	56.6%　　　（2016 年）	100%　　　（2020 年）
	次世代の健康	①朝・昼・夕の三食を必ず食べることに気をつけて食事をしている子どもの割合の増加	小学 5 年生　89.5%（2014 年）	100%に近づける（2022 年）
		②運動やスポーツを習慣的にしている子どもの割合の増加	一週の総運動時間 60 分未満　小学 5 年生　男子　　6.4%　　　　　　女子　11.6%（2017 年）	減少傾向へ（2022 年）
		③全出生数中の低出生体重児の割合の減少	9.4%　　　　（2016 年）	減少傾向へ　（2022 年）
		④肥満傾向にある子どもの割合の減少（中等度・高度肥満傾向児）	小学 5 年生　男子　4.55%　　　　　　女子　3.75%（2016 年）	児童・生徒における肥満傾向児　小学 5 年生　7.0%（2024 年）
	高齢者の健康	①介護保険サービス利用者の増加の抑制	521 万人　　（2015 年）	657 万人　　（2025 年）
		②低栄養傾向（BMI 20 以下）の高齢者の割合の増加の抑制	17.9%　　　（2016 年）	22%　　　　（2022 年）
生活習慣及び社会環境の改善	栄養・食生活	①適 正 体 重（18.5≦BMI＜25）を維持している者の増加	20～60 歳代男性の肥満　　　　　　　　　32.4%　40～60 歳代女性の肥満　　　　　　　　　21.6%　20 歳代女性のやせ　20.7%（2016 年）	28%　19%　20%（2022 年）
		②主食・主菜・副菜を組み合せた食事が 1 日 2 回以上の日がほぼ毎日の者の割合の増加	59.7%　　　（2016 年）	80%　　　　（2022 年）
		③食塩摂取量の減少（成人・1 日平均）	9.9 g　　　　（2016 年）	8 g　　　　　（2022 年）
		④野菜と果物の摂取量の増加（成人・1 日平均）	野菜摂取量　　　276.5 g　果物摂取量 100 g 未満の者の割合　　　　60.5%（2016 年）	350 g　30%（2022 年）
	身体活動・運動	①日常生活における歩数の増加	20～64 歳　男性　7,769 歩　　　　　　女性　6,770 歩（2016 年）	男性　9,000 歩　女性　8,500 歩（2022 年）
		②運動習慣者の割合の増加	20～64 歳　男性　　23.9%　　　　　　女性　　19.0%（2016 年）	男性　36%　女性　33%（2022 年）
	休養	①睡眠による休養を十分とれていない者の割合の減少	19.7%　　　（2016 年）	15%　　　　（2022 年）
		②週労働時間 60 時間以上の雇用者の割合の減少	7.7%　　　　（2016 年）	5.0%　　　　（2020 年）

表 6-2　健康日本 21（第 2 次）の主な目標（生活習慣など）（つづき）

		項　目	現状（中間評価）	目標（変更後）
生活習慣及び社会環境の改善	飲酒	①生活習慣病のリスクを高める量を飲酒している者の割合の減少（純アルコール摂取量の男性 40 g/日以上，女性 20 g/日以上）	男性　14.6% 女性　　9.1% （2016 年）	男性　13.0% 女性　　6.4% （2022 年）
		②未成年者の飲酒をなくす	高校 3 年生　男子　13.7% 　　　　　　　女子　10.9% （2016 年）	0% （2022 年）
		③妊娠中の飲酒をなくす	4.3%　　　（2013 年）	0%　　　（2022 年）
	喫煙	①成人の喫煙率の減少（喫煙をやめたい者がやめる）	18.3%　　　（2016 年）	12%　　　（2022 年）
		②未成年者の喫煙をなくす	高校 3 年生　男子　4.6% 　　　　　　　女子　1.5% （2016 年）	0% （2022 年）
		③妊娠中の喫煙をなくす	3.8%　　　（2013 年）	0%　　　（2022 年）
		④受動喫煙の機会を有する者の割合の減少	6.2〜65.4%　　　（2016 年）	望まない受動喫煙のない社会の実現　（2022 年）
	歯・口腔の健康	①口腔機能の維持・向上（60 歳代における咀嚼良好者の割合の増加）	72.6%　　　（2016 年）	80%　　　（2022 年）
		②歯の喪失防止	80 歳で 20 歯以上の者 51.2%　　　（2016 年）	60%　　　（2022 年）

［厚生労働省：国民の健康の増進の総合的な推進を図るための基本的な方針，健康日本 21（第 2 次）中間評価報告書をもとに作成］

4　健康増進法

　健康増進法は，健康日本 21 を推進し，健康づくりや疾病予防に重点を置いた施策を進めるための法的基盤として，2002（平成 14）年に制定され，翌年 2003（平成 15）年に施行された．国民の健康増進の総合的な推進に関して基本的な事項を定めるとともに，国民の栄養改善とその他の健康増進をはかるための措置を講じ，これによって国民保健の向上をはかることを目的としている（**表 6-3**）．

　健康増進法では，国民の責務として，国民は生活習慣の重要性に対する関心と理解を深め，生涯にわたって自らの健康状態を自覚するとともに，健康増進に努めることが定められている．そして，国および地方公共団体については，国民の健康増進のため，健康増進に関する正しい知識の普及，健康増進に関する情報の収集や分析，研究の推進など，健康増進にかかわる人材の養成および資質の向上をはかるとともに，健康増進事業実施者など関係者に対して，必要な技術的援助を与えることを定めている．さらに，健康増進事業実施者（保健組合，学校，市町村など）は，健康教育，健康相談その他の健康増進事業を積極的に推進するよう努めることが定められている．

　健康増進法は，それまでわが国の栄養に関する施策の基盤であった栄養改善法（2003〈平

表6-3　健康増進法（2002（平成14）年策定，2003（平成15）年施行（抜粋/簡略））

第1条	（目的）国民の健康の増進の総合的推進に関し基本的な事項を定めるとともに，国民の栄養の改善その他の国民の健康の増進を図るための措置を講じ，もって国民保健の向上を図る．
第2条	（国民の責務）健康な生活習慣の重要性に関する関心を深め，生涯にわたって，自らの健康を自覚するとともに，健康の増進に努めなければならない．
第3条	（国及び地方公共団体の責務）教育活動及び広報活動を通じた健康の増進に関する正しい知識の普及，健康の増進に関する情報の収集，整理，分析及び提供，研究の推進，健康の増進に係る人材の養成及び資質の向上を図るとともに，健康増進事業実施者その他の関係者に対し，必要な技術的援助を与えることに努めなければならない．
第4条	（健康増進事業実施者の責務）健康教育，健康相談，その他の国民の健康の増進のために必要な事業を積極的に推進するよう努めなければならない．
第5条	（関係者の協力）国，都道府県，市町村，健康増進事業実施，医療機関その他の関係者は，相互に連携を図りながら協力するよう努めなければならない．
第7条	国は国民の健康増進推進のための基本方針を定める． （①基本的な方向　②目標　③健康増進計画の策定　④国民健康・栄養調査の実施　⑤健康増進事業実施間の連携及び協力　⑥食生活，運動，休養，飲酒，喫煙，歯の健康の保持等，生活習慣に関する正しい知識の普及　⑦その他の健康増進に関する事象）
第8条	都道府県，市町村健康増進計画等の推進
第9条	健康診査の実施等に関する指針
第10〜15条	国民健康・栄養調査の実施
第16条	生活習慣病の発生の状況把握
第16条の2	食事摂取基準 都道府県，市長村による健康相談，栄養指導，保健指導等
第20〜24条	特定給食施設の栄養管理の規定
第25条	公共施設等における受動喫煙の防止
第26〜31条	特別用途食品，栄養表示基準等に関する規定

成15）年廃止）の内容をひき継ぎながら，生活習慣病予防を目的として，栄養改善という視点だけでなく，運動，飲酒，喫煙など，生活習慣全体の改善を通じて健康増進を行う，という概念を取り入れている．健康増進法では，国民の健康増進の総合的な推進をはかるための基本的方針を定めること，健康診査の実施などに関する指針，国民健康・栄養調査や保健指導に関することなどが定められている．同法第25条では，公共施設などの受動喫煙を防止するため，施設管理者は必要な措置を講ずることが定められている．

B.　食生活と栄養

1　国民健康・栄養調査

　国民健康・栄養調査は，健康増進法に基づき，国民の身体の状況，栄養素等摂取量および生活習慣の状況を明らかにし，国民の健康の増進の総合的な推進をはかるための基礎資料を

得ることを目的として，厚生労働省が実施している．この調査は，終戦直後に策定された栄養改善法によって国民の栄養状態の改善を目的として実施された「国民栄養調査」を起源としている．2003（平成15）年から現行制度により名称を「国民健康・栄養調査」に改め，今日まで継続して実施されている．

本調査は，調査対象者抽出方法や調査内容を毎年ほぼ同様に実施することで，国民の生活習慣および健康状態の現状や推移を明らかにしている．

2017（平成29）年の調査対象は，同年の国民生活基礎調査において設定された単位区から層化無作為抽出した300単位区内のすべての世帯および世帯員（満1歳以上）で，調査対象世帯数は5,149世帯，調査実施世帯数は3,076世帯，約7,000人が調査に参加した．調査内容は，生活習慣（食習慣，身体活動，喫煙，飲酒，休養（睡眠），内服薬の状況など）に関する問診および自記式調査，身体測定，血液検査，食事調査（1日分，秤量法）である．なお，都道府県比較などを行うため，調査対象地区を475地区とした拡大調査を5年ごとに実施している．

2 食生活と栄養の現状

近年，わが国の食生活は豊富な食料供給とライフスタイルの欧米化を背景に大きく変化し，身体活動量低下の影響も合わせて肥満の増加，生活習慣病の増加が社会問題となっている．

2017（平成29）年国民健康・栄養調査において，成人肥満の割合は男性30.7％，女性21.9％であった（**図6-1**）．その一方で，低体重（やせ）が，とくに若年女性で増加している．また，朝食の欠食率は男性15.0％，女性10.2％で，若年世代ほど高い．内閣府の調査において，バランスのよい食事（主食・主菜・副菜の3種がそろう食事を1日2回以上）を「ほぼ毎日食べている」と回答した者は，6～7割程度である．

国民1人1日の平均エネルギー摂取量は1,897 kcal（男性2,099 kcal，女性1,713 kcal）であった．しかし，エネルギー構成比別は，タンパク質14.8％，脂肪27.7％，炭水化物57.5％

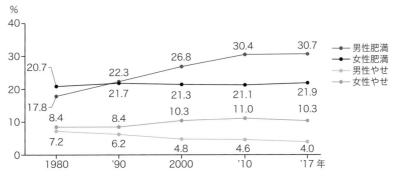

図6-1　肥満および低体重者（やせ）の割合（20歳以上）年次推移
肥満：BMI 25以上，やせ：BMI 18.5未満
［厚生労働省：国民健康・栄養調査（全国補正値）をもとに作成］

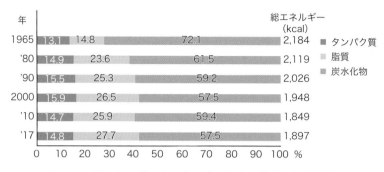

図 6-2　総エネルギーとエネルギー比率の推移の年次推移
［厚生労働省：国民健康・栄養調査をもとに作成］

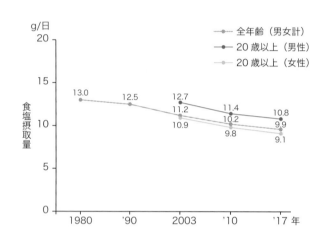

図 6-3　1 日の平均食塩摂取量の年次推移
［厚生労働省：国民健康・栄養調査をもとに作成］

で，過去の調査と比較すると脂肪の割合が大きく増加し，炭水化物の割合が減少している（図 6-2）．カルシウムの平均摂取量は 514 mg，鉄の平均摂取量は 7.5 mg で，減少傾向である．成人の食塩の摂取量は 9.9 g（成人男性 10.8 g　成人女性 9.1 g）で，男女とも過去の調査と比較して減少したが，食品摂取基準の目標量（男性 7.5 g，女性 6.5 g）には到達していない（図 6-3）．

　食品群別の摂取状況は，成人の野菜類の摂取量平均値は 288.2 g で若年世代ほど少ない（図 6-4）．いずれの年代も健康日本 21（第 2 次）の目標値 350 g を満たしていない．果物類の摂取量平均値は 105.0 g で若年世代ほど少ない．魚介類・肉類の摂取量平均値は，それぞれ 64.4 g，98.5 g で，若年世代ほど魚介類が少なく肉類が多い．また，過去の調査と比較して肉類が増加し魚介類が減少している．

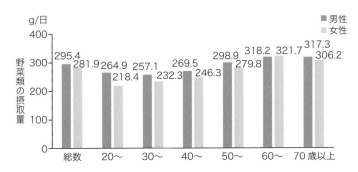

図 6-4　1 日の野菜類の平均摂取量（20 歳以上）
［厚生労働省：平成 29 年国民健康・栄養調査（全国補正値）をもとに作成］

③ 食生活と栄養の健康影響

　食生活および栄養は，生命の維持だけでなく，社会生活機能の維持・向上と QOL の観点からもきわめて重要である．食事によって体外から摂取する栄養素（タンパク質，脂質，炭水化物，ビタミン，ミネラルなど）は生命を維持するために必須であるが，摂取不足だけでなく過剰摂取も健康に悪影響を及ぼす．エネルギーの摂取不足は低体重の原因であり，とくに高齢者においてはフレイル（虚弱）の原因となる．一方で，エネルギーの過剰摂取は肥満や糖尿病，メタボリックシンドロームなどの生活習慣病をひき起こす．

　肉類に多く含まれる飽和脂肪酸の過剰摂取は血中の総コレステロールや LDL コレステロール値を上昇させ，心筋梗塞などの虚血性心疾患のリスクが上昇する．これまでわが国の虚血性心疾患の発症率は諸外国に比較して低かったが，これは，わが国は肉類の摂取が比較的少なく，コレステロール値が低かったこと，魚介類の摂取が多く，魚介類に多く含まれる n-3 不飽和脂肪酸（エイコサペンタエン酸（EPA）やドコサヘキサエン酸（DHA）が，抗不整脈作用や抗血小板作用，抗炎症作用などを介して虚血性心疾患などに予防的に作用したことなどが理由として考えられている．

　ナトリウム（食塩）の過剰摂取は血圧を上昇し，脳出血や脳梗塞の危険因子となる．一方，野菜類や果物に多く含まれるカリウムは，ナトリウムの排泄を促進し，血圧上昇を予防することが明らかにされている．したがって，ナトリウム/カリウム比が高いほど，血圧が高く，脳出血や脳梗塞のリスクが高い．1960〜70 年代，わが国は諸外国と比較して食塩の摂取量が多く，高血圧有病率と脳出血死亡率がきわめて高かったが，全国規模の減塩活動がなされ，高血圧有病率と脳出血死亡率の減少という成果を得ている．

④ 食生活と栄養に関する施策

a　日本人の食事摂取基準（2020 年版）（2020〜24 年度）

　日本人の食事摂取基準は，健康増進法に基づき，健康な個人ならびに集団を対象として，

国民の健康の保持・増進をはかるうえで摂取することが望ましいエネルギーおよび栄養素の量の基準を定めるものである．1969（昭和44）年の「日本人の栄養所要量」にはじまり，5年ごとに改訂を行い，現在の「日本人の食事摂取基準（2020年版）」に至る．

　高齢化の進展や糖尿病などの有病者数の増加を踏まえ，健康日本21（第2次）の基本方針に主要な生活習慣病の発症予防と重症化予防の徹底をはかることが掲げられていることから，2020年の改訂では，策定方針に生活習慣病の発症予防に重症化予防と高齢者の低栄養予防やフレイル予防が定められた．また，エネルギーの収支バランスの維持を示す指標として体格指標であるBMI（body mass index）が採用され，エネルギーや栄養素について生活習慣病予防を目的とした「目標量」が充実された．

b　日本人の食事摂取基準（2020年版）の指標

　食事摂取基準には，エネルギーについては目標とするBMIや推定エネルギー必要量が，栄養素については5つの指標（①推定平均必要量　②推奨量　③目安量　④耐容上限量　⑤目標量）の基準が，それぞれ年齢区分別に定められている（**表6-4〜表6-7**）．

　摂取基準が策定されている栄養素は，タンパク質，脂質，飽和脂肪酸，不飽和脂肪酸，炭水化物，食物繊維，ビタミン（脂溶性4種類，水溶性9種類），ミネラル（多量5種類：ナトリウム，カリウム，カルシウムなど，微量8種類：鉄，亜鉛，銅など）である（**表6-7**）．

表6-4　**日本人の食事摂取基準**（dietary reference intakes：DRIs）（2020年版）の指標

A. エネルギーの指標		
（1）目標とするBMI（body mass index）	エネルギーの収支バランスの維持を示す指標として体格指標であるBMIが採用された．BMI＝体重（kg）÷身長（m）^{2}　年齢階級別の目標とするBMIの範囲は，**表6-5**を参照．	
（2）推定エネルギー必要量（kcal/日）	成人（18歳以上の場合）　推定エネルギー必要量（kcal/日）＝基礎代謝量（kcal/日）×身体活動レベル　年齢階級別の推定エネルギー量は，**表6-6**を参照．	
B. 栄養素の指標		
（1）摂取不測の回避を目的とする指標	①推定平均必要量 estimated average requirement（EAR）	ある対象集団で測定された必要量の分布から推定した母集団における1日の平均必要量．当該集団の50%の人の必要量を満たすと推定される量．
	②推奨量 recommended dietary allowance（RDA）	ある対象集団で測定された必要量の分布から推定した母集団のほとんどの人（97〜98%）が1日の必要量を充足すると推定される量．
	③目安量 adequate intake（AI）	十分な科学的根拠が得られず，推定平均必要量と推奨量を設定できない場合の代替指標．ある対象集団で不足状態を示す人がほとんど観察されない量．
（2）摂取過剰による健康障害の回避を目的とする指標	④耐容上限量 tolerable upper intake level（UL）	健康障害をもたらすリスクがないとみなされる習慣的な摂取量の上限．これを超えて摂取すると過剰摂取によって生じる健康障害のリスクが高まる．
（3）生活習慣病の予防を目的とする指標	⑤目標量 tentative dietary goal for preventiving life-style related disease（DG）	生活習慣病の予防を目的として，その疾患のリスクや生体指標の値が低くなる（維持・改善）と考えられる栄養状態が達成できる量．現在の日本人が当面の目標とすべき摂取量．

表 6-5　目標とする BMI の範囲（18 歳以上）[*1, 2]

年齢（歳）	目標とする BMI（kg/m²）
18～49	18.5～24.9
50～64	20.0～24.9
65～74[*3]	21.5～24.9
75 以上[*3]	21.5～24.9

[*1] 男女共通. あくまでも参考として使用すべきである.
[*2] 観察疫学研究において報告された総死亡率がもっとも低かった BMI をもとに，疾患別の発症率と BMI の関連，死因と BMI との関連，喫煙や疾患の合併による BMI や死亡リスクへの影響，日本人の BMI の実態に配慮し，総合的に判断し目標とする範囲を設定.
[*3] 高齢者では，フレイルの予防および生活習慣病の発症予防の両者に配慮する必要があることも踏まえ，当面目標とする BMI の範囲を 21.5～24.9 kg/m² とした.
［厚生労働省：日本人の食事摂取基準（2020 年版）より引用］

表 6-6　推定エネルギー必要量（kcal/日）

性　別	男　性			女　性		
身体活動レベル[*1]	I	II	III	I	II	III
0～5（月）	—	550	—	—	500	—
6～8（月）	—	650	—	—	600	—
9～11（月）	—	700	—	—	650	—
1～2（歳）	—	950	—	—	900	—
3～5（歳）	—	1,300	—	—	1,250	—
6～7（歳）	1,350	1,550	1,750	1,250	1,450	1,650
8～9（歳）	1,600	1,850	2,100	1,500	1,700	1,900
10～11（歳）	1,950	2,250	2,500	1,850	2,100	2,350
12～14（歳）	2,300	2,600	2,900	2,150	2,400	2,700
15～17（歳）	2,500	2,800	3,150	2,050	2,300	2,550
18～29（歳）	2,300	2,650	3,050	1,700	2,000	2,300
30～49（歳）	2,300	2,700	3,050	1,750	2,050	2,350
50～64（歳）	2,200	2,600	2,950	1,650	1,950	2,250
65～74（歳）	2,050	2,400	2,750	1,550	1,850	2,100
75 以上（歳）[*2]	1,800	2,100	—	1,400	1,650	—
妊婦（付加量）[*3] 初期				+50	+50	+50
中期				+250	+250	+250
後期				+450	+450	+450
授乳婦（付加量）				+350	+350	+350

[*1] 身体活動レベルは，低い，ふつう，高いの 3 つのレベルとして，それぞれ I，II，III で示した.
[*2] レベル II は自立している者，レベル I は自宅にいてほとんど外出しない者に相当する. レベル I は高齢者施設で自立に近い状態で過ごしている者にも適用できる値である.
[*3] 妊婦個々の体格や妊娠中の体重増加量および胎児の発育状況の評価を行うことが必要である.
注 1）活用にあたっては，食事摂取状況のアセスメント，体重および BMI の把握を行い，エネルギーの過不足は，体重の変化または BMI を用いて評価すること.
注 2）身体活動レベル I の場合，少ないエネルギー消費量に見合った少ないエネルギー摂取量を維持することになるため，健康の保持・増進の観点からは，身体活動量を増加させる必要がある.
［厚生労働省：日本人の食事摂取基準（2020 年版）より引用］

表6-7　基準を策定した栄養素と設定した指標　（例）高齢者（75歳以上）の食事摂取基準

栄養素		男　性					女　性				
		推定平均必要量	推奨量	目安量	耐容上限量	目標量	推定平均必要量	推奨量	目安量	耐容上限量	目標量
タンパク質　（g/日）[*1]		50	60	—	—	—	40	50	—	—	—
（％エネルギー）		—	—	—	—	15〜20[*2]	—	—	—	—	15〜20[*2]
脂質	脂質（％エネルギー）	—	—	—	—	20〜30[*2]	—	—	—	—	20〜30[*2]
	飽和脂肪酸（％エネルギー）	—	—	—	—	7以下[*2]	—	—	—	—	7以下[*2]
	n–6系脂肪酸（g/日）	—	—	8	—	—	—	—	7	—	—
	n–3系脂肪酸（g/日）	—	—	2.1	—	—	—	—	1.8	—	—
炭水化物	炭水化物（％エネルギー）	—	—	—	—	50〜65[*2]	—	—	—	—	50〜65[*2]
	食物繊維（g/日）	—	—	—	—	20以上	—	—	—	—	17以上
ビタミン	脂溶性 ビタミンA（μgRAE/日）[*3]	550	800	—	2,700	—	450	650	—	2,700	—
	ビタミンD（μg/日）	—	—	8.5	100	—	—	—	8.5	100	—
	ビタミンE（mg/日）[*4]	—	—	6.5	750	—	—	—	6.5	650	—
	ビタミンK（μg/日）	—	—	150	—	—	—	—	150	—	—
	水溶性 ビタミンB$_1$（mg/日）	1.0	1.2	—	—	—	0.8	0.9	—	—	—
	ビタミンB$_2$（mg/日）	1.1	1.3	—	—	—	0.9	1.0	—	—	—
	ナイアシン（mgNE/日）[*5]	11	13	—	300(75)	—	9	10	—	250(60)	—
	ビタミンB$_6$（mg/日）	1.1	1.4	—	50	—	1.0	1.1	—	40	—
	ビタミンB$_{12}$（μg/日）	2.0	2.4	—	—	—	2.0	2.4	—	—	—
	葉酸（μg/日）	200	240	—	900	—	200	240	—	900	—
	パントテン酸（mg/日）	—	—	6	—	—	—	—	5	—	—
	ビオチン（μg/日）	—	—	50	—	—	—	—	50	—	—
	ビタミンC（mg/日）	80	100	—	—	—	80	100	—	—	—

表6-7　基準を策定した栄養素と設定した指標　（例）高齢者（75歳以上）の食事摂取基準（つづき）

栄養素		男性					女性				
		推定平均必要量	推奨量	目安量	耐容上限量	目標量	推定平均必要量	推奨量	目安量	耐容上限量	目標量
ミネラル	多量	ナトリウム (mg/日)	600	—	—	—	—	600	—	—	—
		（食塩相当量）(g/日)	1.5	—	—	—	7.5 未満	1.5	—	—	—	6.5 未満
		カリウム (mg/日)	—	—	2,500	—	3,000 以上	—	—	2,000	—	2,600 以上
		カルシウム (mg/日)	600	700	—	2,500	—	500	600	—	2,500	—
		マグネシウム (mg/日)*6	270	320	—	—	—	220	260	—	—	—
		リン (mg/日)	—	—	1,000	3,000	—	—	—	800	3,000	—
	微量	鉄 (mg/日)	6.0	7.0	—	50	—	5.0	6.0	—	40	—
		亜鉛 (mg/日)	9	10	—	40	—	6	8	—	30	—
		銅 (mg/日)	0.7	0.8	—	7	—	0.6	0.7	—	7	—
		マンガン (mg/日)	—	—	4.0	11	—	—	—	3.5	11	—
		ヨウ素 (μg/日)	95	130	—	3,000	—	95	130	—	3,000	—
		セレン (μg/日)	25	30	—	400	—	20	25	—	350	—
		クロム (μg/日)	—	—	10	500	—	—	—	10	500	—
		モリブデン (μg/日)	20	25	—	600	—	20	25	—	500	—

*1 65歳以上の高齢者について，フレイル予防を目的とした量を定めることは難しいが，身長・体重が参照体位に比べて小さい者や，特に75歳以上であって加齢に伴い身体活動量が大きく低下した者など，必要エネルギー摂取量が低い者では，下限が推奨量を下回る場合があり得る．この場合でも，下限は推奨量以上とすることが望ましい．
*2 範囲に関しては，おおむねの値を示したものであり，弾力的に運用すること．
*3 推定平均必要量，推奨量はプロビタミンAカロテノイドを含む．耐容上限量は，プロビタミンAカロテノイドを含まない．
*4 α-トコフェロールについて算定した．α-トコフェロール以外のビタミンEは含んでいない．
*5 耐容上限量は，ニコチンアミドの重量（mg/日），（ ）内はニコチン酸の重量（mg/日）．
*6 通常の食品以外からの摂取量の耐容上限量は，成人の場合350 mg/日とした．通常の食品からの摂取の場合，耐容上限量は設定しない．
［厚生労働省：日本人の食事摂取基準（2020年版）より引用］

　その中で，生活習慣病予防を目的として，現在の日本人が当面の目標とする「⑤目標量」が定められている栄養素は，タンパク質，脂質，飽和脂肪酸，炭水化物，食物繊維，エネルギー産生栄養素バランス，ナトリウム，カリウムである．一方，過剰摂取による健康障害の

回避を目的とする「④耐容上限量」が定められている栄養素は，ビタミンのうち6種類とナトリウムとカリウムを除く多量ミネラルと，微量ミネラルである．なお，タンパク質：脂質：炭水化物のエネルギー構成比のそれぞれの目標量（％エネルギー）は，全年齢および男女とも，13〜20：20〜30：50〜65である．脂質のうち，飽和脂肪の目標量は7%以下（18歳以上）である．また，ナトリウム（食塩相当量）の目標量は，18歳以上，男性 **7.5 g/日**未満，女性 **6.5 g/日**未満（50歳以上は **7.0 g/日**未満）である．

c　食生活指針と食事バランスガイド

　がん，心臓病，脳卒中，糖尿病などの生活習慣病の増加や高齢化に伴う機能低下に対応するため，食生活改善への取り組みの重要性が増したことから，2000（平成12）年，文部省（当時），厚生省（当時）および農林水産省の連携により「食生活指針」が作成された．その後，健康日本21（第2次）の取り組みなどを推進するため，2016（平成28）年に「食生活指針（**2016年**）」に改訂された（**図6-5**）．この指針では，望ましい食生活の実施ポイントが具体的に示されている．

　2005（平成17）年には，食生活指針の理念が国民に普及するように，厚生労働省と農林水産省の協働で，「食事バランスガイド」が策定され，今日でも活用されている．「食事バランスガイド」は，食事摂取基準にあったバランスのよい食事がとれるように，料理に着目して，「何を」「どれだけ」食べればよいかを具体的にコマのイラストで示している．

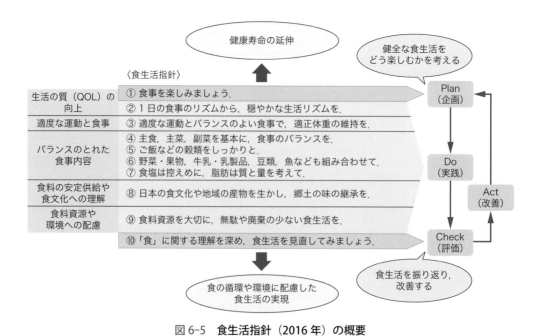

図 6-5　食生活指針（2016 年）の概要

[厚生労働省：食生活指針の解説要領（https://www.mhlw.go.jp/file/06-Seisakujouhou-10900000-Kenkoukyoku/0000132167.pdf）（最終アクセス 2020 年 1 月 31 日）より引用]

d　食育基本法と食育推進基本計画

　現在の食生活は，健康を損なう栄養の偏りや不適切な食習慣に加え，食の安全性の問題，食料の国内自給率の低下などの問題を抱えており，食生活改善と食の安全確保の面からも，国民が自らの食事のあり方を学ぶ必要性がある．

　2005（平成17）年，国民が生涯にわたり健全な心身を培い，豊かな人間性を育むことができるようにするため，「食育基本法」が制定され，「食育推進基本計画」で基本的な方針と具体的な目標値，総合的な促進に関する事項が示された．

　2016（平成28）年からは第3次食育推進基本計画が推進されている．5つの重点課題（①若い世代を中心とした食育の推進，②多様な暮らしに対応した食育の推進，③健康寿命の延伸につながる食育の推進，④食の循環や環境を意識した食育の推進，⑤食文化の継承に向けた食育の推進）が定められており，子どもから高齢者まで生涯を通じた取り組みを推進すること，また，行政，産業，教育などの関係機関が連携・協働して取り組むことが定められている．

e　食品表示法

　2015（平成17）年に制定された「食品表示法」は，食品を摂取するさいの安全性および一般消費者の自主的かつ合理的な食品選択の機会を確保するため，食品の表示に関する包括的かつ一元的な制度として創設された．

　内閣総理大臣が「食品表示基準」として，食品の名称，アレルゲン，保存の方法，消費期限，原材料，添加物，栄養成分の量および熱量，原産地，その他，食品関連事業者などが遵守すべき事項を定める．また，食品関連事業者などは食品表示基準に従い，食品の表示をする義務を負い，違反した場合の罰則規定などが定められた．生鮮食品から加工食品，添加物まで，すべての食品の表示基準が定められている．

　なお，保健機能食品（栄養機能食品，機能性表示食品，特定保健用食品など）のうち，栄養機能食品は国が定めた栄養成分の規格基準に適合していれば，製造者などが自己責任で「栄養機能食品」の表示とその栄養成分の機能を表示することができる．一方，機能性表示食品は消費者庁への申請が，特定保健用食品は消費者庁長官への申請・許可が必要である．

⑤　今後の日本人の長寿を支える「健康的な食事」

　2013（平成25）年，和食「日本人の伝統的な食文化」がユネスコの無形文化遺産に指定された．多様で新鮮な食材とそのもち味の尊重，健康的な栄養バランス，自然の美しさや季節感の表現，年中行事との関連などが評価されたものである．

　戦後，わが国は世界でも有数の長寿国となったが，近年は，食生活を含めた生活習慣の変化により生活習慣病が増加し，多くの健康課題を抱えている．和食は，魚介類や野菜を多く食材とし，栄養バランスの是正，肥満予防，生活習慣病予防の観点からも優れている．また，季節や年中行事に合わせた献立などは人々の食事への関心を高め，食育基本法の理念で

ある食の楽しみなどによる豊かな人間性の育成に役立つ．唯一の難点は，往々にして塩分摂取量が多くなりやすいこと，また，ときにカルシウムや鉄分不足に陥る可能性があることである．

　和食の文化を継承しつつ，栄養素からみた改善すべき点を改めた新しい和食が，心身ともに健康的な食事として役立つと考える．また，超高齢者については食事摂取基準に定めるように，フレイル予防のために必要な栄養が十分に摂取でき，QOL の向上にもつながるような食事の考案が望まれる．

C.　身体活動・運動

1　身体活動・運動の現状

　身体活動とは，安静状態よりも多くのエネルギーを消費するすべての動作を意味し，日常生活における家事，通勤・通学，労働などの「生活活動」と，体力や健康の維持・向上を目的としたスポーツなどの「運動」に大別される．

　2017（平成 29）年の国民健康・栄養調査の「1 日の平均歩数」は，男性 6,848 歩，女性5,867 歩で，男女とも 20 歳代が高く，年齢が高いほど平均歩数は減少する（**図 6-6**）．1997（平成 9）年の平均歩数は男性 8,202 歩，女性 7,282 歩で，2010（平成 22）年の男性 7,234 歩，女性 6,216 歩まで，減少が続いた．2010（平成 22）年以降は，男女ともに変化がなく，健康日本 21（第 2 次）の目標値（20〜64 歳：男性 9,000 歩，女性 8,500 歩，65 歳以上：男性 7,000歩，女性 6,000 歩）への到達が，困難な状況にある．

　健康日本 21（第 2 次）は，「日常生活における歩数の増加」に加えて，「運動習慣者の増加」を重点課題に設定している．2017（平成 29）年国民健康・栄養調査において「運動習慣のある者（1 回 30 分以上の運動を週 2 日以上実施し，1 年以上継続している者）」の割合は，男性 35.9％，女 28.6％であった．男女とも 70 歳以上でもっとも高く 40％を占めた．し

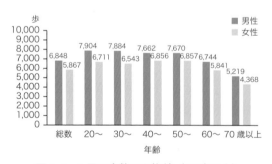

図 6-6　**1 日の歩数の平均値（20 歳以上）**
［厚生労働省：平成 29 年国民健康・栄養調査（全国補正値）をもとに作成］

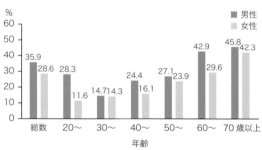

図 6-7　**運動習慣のある者の割合（20 歳以上）**
運動習慣のある者：1 回 30 分以上の運動を週 2 回以上実施し，1 年以上継続している者
［厚生労働省：平成 29 年国民健康・栄養調査（全国補正値）をもとに作成］

かし，60歳未満の「運動習慣のある者」の割合は30％未満であり，就労世代の7～8割が運動習慣を有していない（**図6-7**）．2010（平成22）年の結果と比較して，ほとんど変化がなく，こちらも健康日本21（第2次）の目標値（20～64歳：男性36％，女性33％，65歳以上：男性58％，女性48％）への到達が，困難な状況にある．

なお，国民の健康づくりを社会全体で支援するため，健康日本21（第2次）は，住民が運動しやすいまちづくり・環境整備に取り組む自治体数の増加を課題に掲げている．2010（平成22）年の17都道府県から，取り組み自治体数は着実に増加しており，これらの取り組みが，個人の身体活動・運動量の改善につながるよう期待される．

2　身体活動・運動の健康影響

これまで数々の研究などで，身体活動が健康におよぼす影響が明らかにされてきた．適切な身体活動・運動は，循環器疾患・糖尿病・高血圧・がんといった生活習慣病の予防のほか，加齢に伴う骨粗鬆症や日常生活機能低下（ロコモティブシンドローム）の予防，また，認知機能低下，ストレス解消などメンタルヘルスの向上にも有効である．逆に，身体活動不足や運動不足は，肥満・糖尿病などの生活習慣病発症や高齢者の自立度低下・虚弱の危険因子となる．よって，適切な身体活動・運動は，社会生活機能の維持・向上とQOLの向上にきわめて重要である．

身体活動・運動の健康影響に関しては以下のような報告がある．

①1週間当たり約3時間の歩行（1日当たり20～30分程度）を行うと，循環器疾患死亡リスクが15％，総死亡リスクが20％低下する．

②身体活動量が多いほど，がんや循環器疾患，総死亡のリスクが低下する．

③約12週間の有酸素運動によって，収縮期血圧が4 mmHg，拡張期血圧が3 mmHg低下する．

④歩行を中心とした中等度強度の身体活動（週当たり2.5時間以上）により，糖尿病発症リスクが30％低下する．

3　健康づくりのための身体活動基準および指針

a　2013年までの身体活動・運動分野の施策

適切な身体活動・運動が多くのよい効果をもたらす一方で，過度の運動は心身に過剰な負荷を与え，死亡事故に至る危険性があり，運動を実施するさいは，その安全性（安全限界）と有効性（有効性限界）の範囲内で実施する必要がある．高齢者や有病者は二者の範囲が狭いため，運動強度と量を決定するさいは十分な注意が必要である（**図6-8**）．

そこで，1989（平成元）年，厚生省（当時）は，健康を維持するために望ましい運動量の目安となる「健康づくりのための運動所要量」を策定し，1993（平成5）年に，国民の生活の中に運動習慣が取り入れられるように「健康づくりのための運動指針」を策定した．

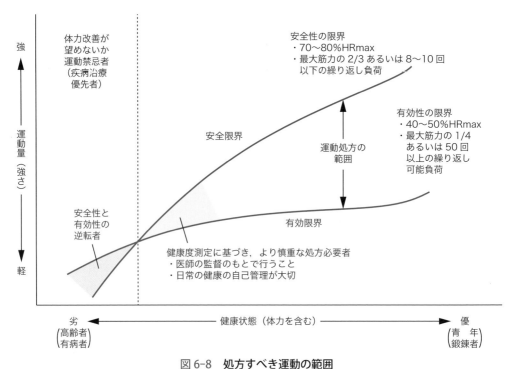

図 6-8　処方すべき運動の範囲
［小田清一：健康づくりのための運動ハンドブック，第一出版，p.54，1987 より引用］

　その後，糖尿病や高血圧，脂質異常症，肥満などの生活習慣病が急増し，国民の疾病構造は大きく変化した．これらの疾患の予防は，運動習慣の徹底と食生活の改善が基本である．
　このような状況を踏まえて，2006（平成 18）年，厚生労働省は「健康づくりのための運動基準 2006」を策定し，国民の健康の維持・増進，生活習慣病予防を目的とした望ましい身体活動・運動および体力の基準を示した．また，運動基準に基づき，安全で有効な運動を広く国民に普及させるため，「健康づくりのための運動指針 2006」を策定した．

b 「健康づくりのための身体活動基準 2013」と「健康づくりのための身体活動指針（アクティブガイド）」

　健康日本 21（第 2 次）の開始に合わせて，「健康づくりのための身体活動基準 **2013**」が策定された（**表 6-8**）．これはライフステージに応じた健康づくりのための身体活動を推進することで，健康日本 21（第 2 次）の推進に資するよう，2006（平成 18）年に策定された「健康づくりのための運動基準 2006」を改訂したものである．
　新基準は身体活動全体，すなわち，生活活動と運動の両者に着目することの重要性から，名称を「運動基準」から「身体活動基準」に改め，「身体活動の増加でリスクを低減できるもの」に，糖尿病や循環器疾患などに加えて，がんやロコモティブシンドローム，認知症が含まれることを明確化している．また，子どもから高齢者まで，年齢に応じた身体活動基準を設定するとともに，生活習慣病患者などの要配慮者についても，運動指導を安全に推進す

表6-8　健康づくりのための身体活動基準2013（一部抜粋・省略）

① 18歳～64歳の基準

1. 身体活動の基準（日常生活で体を動かす量の考え方）
   強度が3メッツ以上の身体活動を，23メッツ・時/週行う．
   具体的には，歩行　または　それと同等以上の強度の身体活動を毎日60分行う．
2. 運動の基準（スポーツや体力づくり運動で身体を動かす量の考え方）
   強度が3メッツ以上の運動を4メッツ・時/週行う．
   具体的には，息が弾み汗をかく程度の運動を毎週60分行う．
3. 体力（うち全身持久力）の基準
   〈性・年代別の全身持久力の基準〉
   下表に示す強度での運動を約3分以上継続できた場合，基準を満たすと評価できる．

	18～39歳	40～59歳	60～69歳
男性	11.0メッツ （39 mL/kg/分）	10.0メッツ （35 mL/kg/分）	9.0メッツ （32 mL/kg/分）
女性	9.5メッツ （33 mL/kg/分）	8.5メッツ （30 mL/kg/分）	7.5メッツ （26 mL/kg/分）

括弧（　）は最大酸素摂取量を示す

＊最大酸素摂取量：運動中に体内に取り込める酸素の最大量．単位時間当たり体重1 kg当たりで示す．

【参考】全身持久力に関する基準値の活用方法
「至適なトレーニング強度の設定」
基準値の50～75%の強度の運動を習慣的に（1回30分以上，週2回以上）行うことで，安全かつ効果的に基準の全身持久力を達成・維持することができる．たとえば，50歳の男性の場合，至適な強度の目安として5メッツ（＝10.0メッツの50%）を推奨することができる．

② 65歳以上の基準

1. 身体活動（生活活動・運動）の基準
   強度を問わず身体活動を10メッツ・時/週行う．
   具体的には，横になったままや座ったままにならなければどんな動きでもよいので，身体活動を毎日40分行う．

③ すべての世代に共通する方向性

1. 身体活動量の方向性　全年齢層における身体活動（生活活動・運動）の考え方
   現在の身体活動量を，少しでも増やす．
   たとえば，今より毎日10分ずつ長く歩くようにする．
2. 運動の方向性　全年齢層における運動の考え方
   運動習慣をもつようにする．
   具体的には，30分以上の運動を週2日以上行う．

④ 生活習慣病患者等の身体活動に伴う危険性

1. 糖尿病，高血圧症，脂質異常症等に対する，身体活動（生活活動・運動）の効果は明確である一方，重篤な合併症がある患者では，メリットよりも身体活動に伴うリスクが大きくなる可能性がある．
   したがって，生活習慣病患者などが積極的に身体活動を行うさいには，より安全性に配慮した指導が必要であることを踏まえ，合併症の有無やその種類に応じた留意点を確認して運動に伴う心血管事故を予防するために，かかりつけの医師などに相談することが望ましい．

【参考】生活習慣病患者などにおいて推奨される身体活動量
生活習慣病患者において身体活動が不足している場合には，強度が3～6メッツの運動を10メッツ・時/週行うことが望ましいとされている．具体的には，歩行またはそれと同等できついと感じない程度の30～60分の運動を週3回以上行うこととなる．
そのさい，運動の実施だけでなく，栄養・食生活の改善も合わせて行うことが重要である．また，安全に運動を実施するために，かかりつけの医師や保健指導の専門家と相談する．

表 6-8　健康づくりのための身体活動基準 2013（一部抜粋・省略）（つづき）

⑤身体活動に安全に取り組むための留意事項

1. 服装や靴の選択
2. 前後の準備・整理運動の実施方法の指導
3. 種類・種目や強度の選択

　　　生活習慣病患者などに対して，保健指導の一環として身体活動への取り組みを支援する場合，3 メッツ程度で開始する．継続的に実施した結果，対象者本人が身体活動に慣れたとしても，安全性を重視して，支援の期間中は 3〜6 メッツの強度を維持することが望ましい．

　　　強度の決定には，メッツ値だけでなく，対象者本人にとっての「きつさ」の感覚（自覚的運動強度Borg 指数）も有用で，「楽である」または「ややきつい」と感じる程度の強さの身体活動が適切である．「きつい」と感じるような身体活動は避けたほうがよい．

強度の感じ方 （Borg 指数）	評　価	1 分間当たりの脈拍数の目安（拍/分）				
		60 歳代	50 歳代	40 歳代	30 歳代	20 歳代
きつい〜かなりきつい	×	135	145	150	165	170
ややきつい	○	125	135	140	145	150
楽である	○	120	125	130	135	135

＊生活習慣病患者等である場合は，「きつい〜かなりきつい」の強度の身体活動は避けたほうがよい．

4. 正しいフォームの指導
5. 足腰に痛みがある場合の配慮
6. 身体活動中の体調管理
7. 救急時のための準備

表 6-9　身体活動の単位

①メッツ（強さの単位）
　身体活動の強さを安静時の何倍に相当するかに相当するかであらわす単位．座って安静にしている状態が 1 メッツ，普通歩行が 3 メッツに相当する．
②エクササイズ（EX）（＝メッツ・時）（量の単位）
　身体活動の量を表す単位で，身体活動の強度（メッツ）に身体活動の実施時間（時）をかけたもの．より強い身体活動ほど短い時間で 1 エクササイズとなる．
　　（例）　6 メッツの身体活動を 30 分（0.5 時間）行った場合
　　　6 メッツ ×0.5 時間＝3 エクササイズ（メッツ・時）
③1 エクササイズの身体活動量に相当するエネルギー消費量
　1 エクササイズの身体活動量に相当するエネルギー消費量は，個人の体重によって異なる．以下の換算式から算出できる．
　　（簡易換算式）
　　　エネルギー消費量（kcal）＝1.05× エクササイズ（メッツ・時）× 体重（kg）
　　（例）体重 50 kg の人が，3 メッツの身体活動を 30 分間（0.5 時間）行った場合
　　　エネルギー消費量（kcal）＝1.05×1.5 エクササイズ（メッツ・時）×50（kg）
　　　　　　　　　　　＝78.75　　　約 80 kcal

るための具体的な判断・対応の手順などが示されている（身体活動基準，身体活動の単位などについては，**表 6-8〜表 6-10** を参照のこと）．さらには，身体活動を推進するための社会環境整備を重視し，まちづくりや職場づくりによる保健事業の活用例も示された．

　「健康づくりのための身体活動指針（アクティブガイド）」は，「健康づくりのための身体活動基準 2013」に基づき，身体活動に関する知識の啓発と安全で有効な運動を普及するために策定された．指針には，現在の身体活動および体力の評価，前述の評価結果と年齢を考

表 6-10　身体活動（生活活動および運動）のメッツ表

生活活動の例	メッツ	運動の例
ゆっくりした歩行（2.0〜2.8），料理や食材の準備（2.0），子ども・動物の世話（立位，軽度）（2.2），水やり（2.5）	3 未満	ストレッチ（2.3），ヨガ（2.5），ラジオ体操（座位）（2.8）
普通の歩行，電気アシスト付き自転車，子どもの世話（立位），大工仕事，風呂掃除（3.5），軽い荷物運び（3.5）	3	社交ダンス，太極拳，軽い筋力トレーニング（軽・中等度）（3.5），体操（軽・中等度）（3.5）
自転車，荷物の上げ下ろし，高齢者などの介護（身支度，風呂，ベッド昇降）（4.0）	4	卓球，パワーヨガ，ラジオ体操，水中歩行（4.5），テニス（ダブルス）（4.5）
かなり速歩，動物と遊ぶ（活発に）（5.8）	5	かなり速歩，野球，バレエ，，バトミントン（5.5）
スコップで雪かき（6.0）	6	ゆっくりしたジョギング，水泳（のんびり），登山（6.5），自転車エルゴメータ（90〜100 ワット）（6.8）
農作業（納屋のそうじ）（7.8）	7	ジョギング，サッカー，スキー，テニス（シングル）（7.3）
運搬（重い荷物）（8.9〜9.0）	8	サイクリング（約 20 km/時），ランニング（134 m/分）（8.3），水泳（普通の速さ）（8.3）

慮した目標の設定，そして目標達成するための具体的な方法が，個人の年齢や暮らし方に応じて選択できるように，わかりやすく示されている．また，身体基準で定めたすべての世代に共通する方向性「今より身体活動量を少しでも増やす」を，指針は「＋10（プラス・テン）」「今より 10 分多く身体を動かす」と親しみやすく，かつ，実効性のある標語で示しており，広く国民に普及することが期待される．

D.　喫煙行動

1　喫煙の現状

　2017（平成 29）年の国民健康・栄養調査において，喫煙習慣のある者（20 歳以上）の割合は，男性 29.4％，女性 7.2％，全体 17.7％である．男性 30〜50 歳代の喫煙率は 40％未満と高く，女性も 30〜50 歳代の喫煙率は 10％前後と高い（図 6-9）．欧米の先進国と比較して，わが国の男性の喫煙率は依然高い水準にある（表 6-11）．男性の喫煙率は，2000（平成 12）年 47.4％，から 2010（平成 22）年 32.9％に減少しているが，2010（平成 22）年以降の変化は緩やかである（図 6-10）．女性の喫煙率は 2000（平成 12）年 11.5％であり，その後も微減〜横ばいの状態が続いている．健康日本 21（第 2 次）の目標値「全体 12％」への到達にはかなりの努力を要する．

　未成年者の喫煙は，飲酒，薬物乱用と並んで法律によって禁止されている．しかし，現状は未成年者においても喫煙習慣のある者を認め，その頻度は，学齢期では学年が上がるにつ

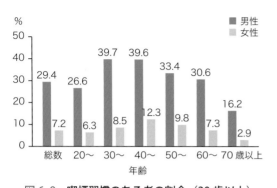

図 6-9　喫煙習慣のある者の割合（20 歳以上）
喫煙習慣のある者：毎日吸っている，時々吸う日がある．
[厚生労働省：平成 29 年国民健康・栄養調査（全国補正値）をもとに作成]

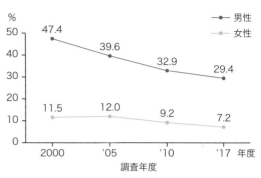

図 6-10　喫煙習慣のある者の割合（20 歳以上）の年次推移
[厚生労働省：国民健康・栄養調査（全国補正値）をもとに作成]

表 6-11　喫煙率の国際比較

	喫煙率% [信頼区間]	
	男　性	女　性
オーストラリア	16.7 [13.4-20.5]	13.1 [10.3-15.7]
カナダ	17.7 [14.5-21.1]	12.2 [10.2-14.5]
中国	47.6 [36.7-58.6]	1.8 [1.3-2.2]
デンマーク	17.6 [13.4-22.2]	16.4 [12.5-20.1]
エジプト	49.9 [35.0-65.6]	0.3 [0.2-0.5]
フィンランド	23.2 [18.6-27.6]	18.5 [14.6-22.2]
フランス	29.8 [21.2-38.7]	25.6 [18.0-34.4]
ドイツ	32.4 [26.1-39.1]	28.3 [22.1-34.2]
インド	20.4 [14.5-27.3]	1.9 [1.4-2.5]
インドネシア	76.2 [59.5-95.5]	3.6 [2.6-4.5]
イタリア	28.3 [23.6-33.9]	19.7 [16.6-23.8]
日本	33.7 [25.9-41.6]	10.6 [8.0-13.4]
マレーシア	43.0 [27.1-59.4]	1.4 [0.8-2.1]
メキシコ	20.8 [16.4-25.3]	6.6 [5.2-8.2]
ノルウェー	22.4 [18.3-26.2]	22.1 [18.4-26.5]
フィリピン	43.0 [34.6-53.5]	8.5 [6.6-10.8]
韓国	49.8 [32.5-70.3]	4.2 [2.3-6.5]
ロシア	59.0 [46.6-72.5]	22.8 [17.6-29.3]
シンガポール	28.0 [20.7-37.6]	5.0 [3.5-6.7]
スペイン	31.3 [24.1-38.2]	27.1 [21.0-33.2]
スウェーデン	20.4 [16.4-24.3]	20.8 [16.8-25.0]
タイ	41.4 [34.8-49.7]	2.3 [1.8-2.8]
英国	19.9 [16.1-25.9]	18.4 [14.0-23.7]
米国	19.5 [15.7-23.6]	15.0 [12.1-18.1]
ベトナム	47.1 [35.7-58.5]	1.3 [0.9-1.6]

注 1）15 歳以上の喫煙率
注 2）調査年次はいずれも 2015 年
[WHO：Grobal health obseervatory data repository より引用]

れて上昇する．2014（平成 26）年調査では，喫煙者（30 日間に 1 回でも喫煙した者）の割合は，中学生男子 1.3%，女子 0.6%，高校生男子 3.5%，女子 1.4%であった（厚生労働科学研究「未成年の健康課題および生活習慣に関する実態調査」報告書）．過去の調査結果と比

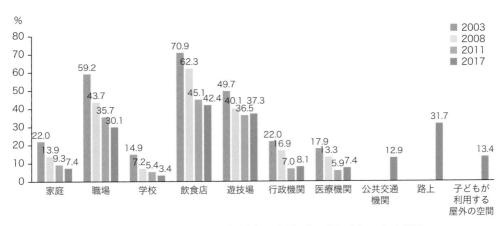

図 6-11　非喫煙者における受動喫煙の割合（20 歳以上）の年次推移

受動喫煙の機会を有する者：家庭は毎日，その他は「月 1 回以上」

［厚生労働省：平成 29 年国民健康・栄養調査をもとに作成］

較すると，いずれの値も大きく減少しているが，健康日本 21（第 2 次）が目標とする「未成年者の喫煙率 0％」の到達に向けて，取り組みの継続が必要である．妊娠中の女性の喫煙率は，2010（平成 22）年 5.0％から，2013（平成 25）年の調査結果（「健康日本 21（第 2 次）中間評価」）3.8％まで減少している．こちらも，目標値「妊娠中の女性の喫煙率 0％」に向けて，取り組みの継続が必要である．

　非喫煙者における 2017（平成 29）年の受動喫煙の割合は家庭 7.4％，職場 30.1％，学校 3.4％，飲食店 42.4％，遊技場 37.3％，行政機関 8.1％，医療機関 7.4％，公共交通機関 12.9％，路上 31.7％，子どもが利用する屋外空間 13.4％である（**図 6-11**）．20 年前と比較するといずれも低下したが，健康日本 21（第 2 次）開始以降の変化は少ない．受動喫煙防止法成立を機に，目標値（家庭 3％，飲食店 15％，職場（受動喫煙のない職場の実現），行政・医療機関 0％）の達成に向けて，さらなる取り組みが必要である．

2　喫煙の健康影響と社会問題

　たばこの煙には約 4,300 種類の化学物質が含まれ，ベンゾピレン，ホルムアルデヒド，ニトロソアミンなどの発がん物質が 70 種類以上含まれている．喫煙は，ニコチンによる交感神経刺激作用による心拍数増大，血圧上昇など，循環器系への急性影響を及ぼすだけでなく，肺がんや喉頭がんをはじめとする各種のがん，脳梗塞や心筋梗塞などの循環器疾患，慢性閉塞性肺疾患（COPD）など多くの身体疾患の原因である（**表 6-12**）．また，糖尿病や歯周病の悪化などの危険性も増大する．妊娠中の喫煙は早産や死産などの周産期の異常をひき起こす．

　たばこ摂取量（本数）とがん，脳梗塞，心筋梗塞などの健康障害リスクとの関連は直線的であり，喫煙者の健康障害リスクは非喫煙者の約 2〜4 倍（疾病により違いあり）で，生涯のたばこ摂取量が多いほど，健康障害リスクも上昇する（**図 6-12〜図 6-14**）．

表 6-12　喫煙による健康への影響

がん	咽頭, 喉頭, 肺, 食道, 胃, 大腸, 膵臓, 肝臓, 腎臓, 尿路, 膀胱, 卵巣, 子宮, 乳がん, 口腔, 鼻腔, 副鼻腔, 白血病など
循環器疾患	脳卒中, 心筋梗塞, 閉塞性動脈硬化症, バージャー病など
呼吸器疾患	慢性閉塞性肺疾患（気管支喘息, 肺気腫など）
周産期異常	早産, 低体重出生児, 死産, 乳児死亡など
その他	胃潰瘍, 高血圧, 糖尿病, 歯周疾患の悪化など

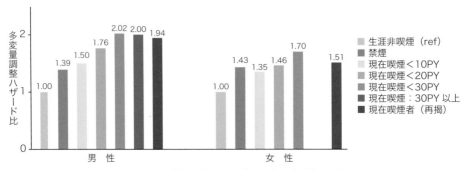

図 6-12　喫煙習慣と全がん死亡の相対リスク

PY：現在喫煙者のこれまでの喫煙量　●箱×年数.
注）日本人男性 18 万人，女性 24 万人　メタアナリシスの検討結果.
[Zheng W et al：Burden of total and cause-specific mortality related to tobacco smoking among adults aged ≧45 years in Asia：a pooled analysis of 21cohorts. PLoS Med **11**；e1001631, 2014 をもとに作成]

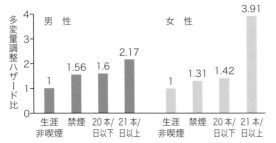

図 6-13　喫煙習慣と脳卒中死亡の相対リスク

注）30 歳以上 9,638 人，19 追跡での検討結果.
[Ueshima H et al：Cigarette smoking as a risk factor for stroke death in Japan：NIPPON DATA 80. Stroke **35**；1836-1841, 2004 をもとに作成]

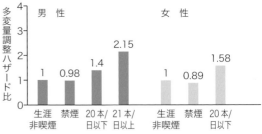

図 6-14　喫煙習慣と心疾患死亡の相対リスク

注）30 歳以上 9,638 人　19 追跡での検討結果.
[Ueshima H et al：Cigarette smoking as a risk factor for stroke death in Japan：NIPPON DATA 80. Stroke **35**；1836-1841, 2004 をもとに作成]

　たばこの有害物質は主流煙だけでなく副流煙にも含まれるため，受動喫煙などの短期間・少量曝露によっても健康に影響を及ぼす．未成年者は脳血管関門も脆弱であるため，容易にニコチン依存症に陥る．たばこは飲酒と並び，覚醒剤・大麻・MDMA などの薬物乱用につながるゲートウェイドラッグであり，種々の社会的問題をひき起こす．

　たばこは日本人の疾病と死亡の原因として，回避可能な最大の原因である．とくに，就労世代のたばこによる早世は，個人だけでなく社会にとっても由々しき問題である．

③ 禁煙サポートと喫煙防止

　2017（平成29）年の国民健康・栄養調査において，現在習慣的に喫煙している者のうち，28.9％が「たばこをやめたいと思う」と回答している．喫煙の主成分であるニコチンの依存性（物質依存および精神依存）によって，禁煙開始後しばらくは離脱症状（イライラ感，集中力の欠如，全身倦怠感など）を生じ，禁煙を断念してしまうケースが多い．禁煙の達成は容易ではない．

　禁煙を試みる喫煙者への禁煙支援は，喫煙者の健康障害リスクの低減だけでなく，国民全体の受動喫煙防止の観点からも，重要かつ効果的な対策である．よって，国は2006（平成18）年よりニコチン依存度の高い者に対する禁煙治療を保険適用とし，さらに，がん対策推進基本計画や健康日本21（第2次）などの枠組みで，禁煙支援事業を推進している．なお，禁煙治療には禁煙指導に加えて禁煙補助薬（ニコチン製剤，ニコチン受容体作動薬など）が使用されている．

　未成年者〜若年層などの喫煙開始予防＝防煙には，たばこの有害性・危険性に関する十分な知識の教育・普及に加え，意思決定能力やストレス対処，コミュニケーションスキルなどのライフスキルを含めた指導・普及が必要である（受動喫煙防止については，次項「4. たばこ対策」参照）．

④ たばこ対策

　喫煙による健康障害の低減は世界各国共通の最重要課題である．2003（平成15）年のWHO総会において「たばこの規制に関する世界保健機関枠組条約」が採択された．この条約は，各国が共通して，たばこの価格施策や課税措置，たばこの含有物などの規制，警告表示の強化，製品包装の規制，広告の禁止，たばこに関する知識の普及などを実施することで，喫煙による健康障害の低減促進を目的としている．2018年12月現在，締約国は世界181ヵ国，締結国は48ヵ国である．

　わが国も2004（平成16）年に条例に批准し，受動喫煙防止対策やたばこに関する知識の普及などのたばこ対策を展開してきた．2003（平成15）年に施行された健康増進法第25条には，受動喫煙の防止に関する規定が盛り込まれ，その後，たばこ対策関係省庁連絡会議や受動喫煙防止対策のあり方委員会などが設置された．健康日本21でもたばこを重点課題の1つとしてとりあげ，禁煙教育・支援などの保健事業を展開してきた．

　2018（平成30）年，「望まない受動喫煙」の防止をさらに強化するため，健康増進法の一部が改正され，2020（令和2）年4月1日より施行される．多数の者が利用する施設などの区分に応じ，当該施設などの一定の場所を除き喫煙を禁止するとともに，管理者が講ずべき処置などについて定め，とくに受動喫煙による健康影響が大きい若年者，患者などへの配慮が明記された．

　具体的には，国および地方公共団体の受動喫煙対策などへの取り組み責務が明らかにされ，施設などの管理者には管理義務および違反した場合の罰則規定が設けられた．学校・病

院・児童福祉施設，行政機関などは禁煙（原則，敷地内禁煙），それ以外の多数が利用する施設（飲食店を含む）や交通機関（船舶・鉄道）は原則屋内禁煙となる．ただし，「中小企業かつ100 m² 以下の飲食店については，標識の掲示により喫煙可能」とする経過措置が示された．

　職場，飲食店，遊技場における受動喫煙率は2017（平成29）年時点，30〜40％とまだ高い．受動喫煙のない社会の実現に向けて，企業努力と行政支援，両者の協働による取り組みが今後も必要である．

E. 飲酒行動

1 飲酒の現状

　2017（平成29）年の国民健康・栄養調査において，飲酒習慣のある者（20歳以上）の割合は，男性33.1％，女性8.3％であり，近年は横ばいの状態が続いている（図6-15，図6-16）．「生活習慣病のリスクを高める量を飲酒している者（1日当たりの純アルコール摂取量が男性40 g以上，女性20 g以上）」の割合は，男性14.7％，女性8.6％であった．2010（平成22）年の男性15.3％，女性7.5％と比較して，男女とも，あまり変化を認めず，健康日本21（第2次）の目標値「男性13.0％，女性6.4％」への到達にはかなりの努力を要する．

　患者調査によると，アルコール依存症の患者数は増加傾向にあり，2014（平成26）年の総患者数は4万9千人と推計される．しかし，アルコール依存症は未治療者が数多く存在する．2013（平成25）年に実施された全国飲酒実態調査によると，アルコール依存症の有病率は，男性1.0％，女性0.2％であり，推計58万人と報告されている（厚生労働科学研究「WHO世界戦略を踏まえたアルコールの有害使用対策に関する総合的研究」報告書）．

　未成年者の飲酒は，喫煙，薬物乱用と並んで法律によって禁止されている．しかし，現状

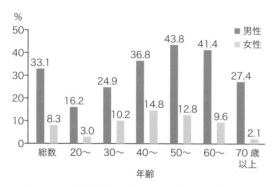

図6-15　飲酒習慣のある者の割合（20歳以上）
注）飲酒習慣のある者：週に3回以上飲酒し，飲酒1日当たり1合以上飲酒する者．
［厚生労働省：平成29年国民健康・栄養調査（全国補正値）をもとに作成］

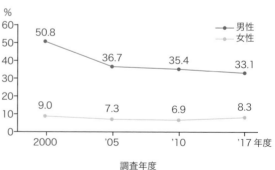

図6-16　飲酒習慣のある者の割合（20歳以上）の年次推移
［厚生労働省：国民健康・栄養調査（全国補正値）をもとに作成］

は未成年者においても飲酒習慣のある者を認め，その頻度は，学齢期では学年が上がるにつれて上昇することが報告されている．

　2014（平成26）年調査では，飲酒者（30日間に1回でも飲酒した者）の割合は，中学生男子6.5％，女子6.0％，高校生男子14.4％，女子9.3％であった（厚生労働科学研究「未成年の健康課題および生活習慣に関する実態調査」報告書）．過去の調査結果と比較すると，いずれの値も大きく減少しているが，健康日本21（第2次）が目標とする「未成年者の飲酒率0％」には到達していない．取り組みの継続が必要である．妊娠中の女性の飲酒率は，2010（平成22）年の8.7％から半減し，2013（平成25）年の調査結果（「健康日本21（第2次）中間評価」）は4.3％であった．こちらも，目標値「妊娠中の女性の飲酒率0％」に向けて，取り組みの継続が必要である．

② 飲酒の健康影響と社会問題

　飲酒は，がん，高血圧，脳出血，肝機能障害，脂質異常症など多くの身体疾患の危険因子である．また，アルコール依存症やうつ病などの精神障害の危険因子であり，暴力，飲酒運転事故，家庭崩壊などの社会的問題をひき起こす．とくに，未成年者は，アルコールの分解能力が成人に比べて低く，脳血管関門も脆弱であるため，容易に急性アルコール中毒やアルコール依存症に陥る．飲酒は，覚醒剤・大麻・MDMAなどの薬物乱用につながるゲートウェイドラッグであり，種々の社会的問題をひき起こす．また，女性は男性に比べてアルコールによる健康障害の発症リスクが高いことが報告されている．とくに，妊娠中の飲酒は胎児の発育不全，中枢神経障害を及ぼし，胎児性アルコール症候群 fetal alcohol syndrome（**FAS**）をひき起こす．

　アルコール摂取量とがん，高血圧，脳出血，肝機能障害などの健康障害リスクとの関連は直線的であり，1日平均飲酒量が増加するほど，健康障害リスクが上昇する．一方，わが国の脳梗塞や総死亡リスクは，軽〜中等量のアルコール摂取で低く，非飲酒者や多量飲酒で高い，U型あるいはJ型を示すことが報告されている（**図6-17**）．その場合でも，男性44 g/日（日本酒2合/日）以上，女性22 g/日（日本酒1合/日）以上の純アルコール量は，健康

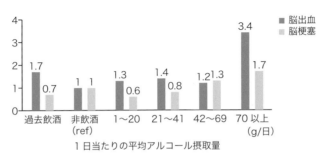

図6-17　飲酒量と脳出血および脳梗塞発症の相対リスク
注）40〜69歳日本人男性2,890人．10年追跡での検討結果.
[Iso H et al : Alcohol intake and the risk of cardiovascular disease in middle-aged Japan men. Stroke **26**；767-773, 1995 をもとに作成]

表 6-13　健康日本 21（第 2 次）飲酒関連の目標値

①「生活習慣病のリスクを高める飲酒量」を飲酒している者の割合の減少
（1 日平均純アルコール摂取量　男性 40 g，女性 20 g）
　　　　　男性 15.3%（2010 年）　→　13.0%（2022 年）
　　　　　女性　7.5%（2010 年）　→　　6.4%（2022 年）
＊主な酒類の換算目安

お酒の種類	ビール中瓶 1 本 500 mL	清酒 1 合 180 mL	ウイスキー・ブランデーダブル 60 mL	焼酎（25 度）1 合 180 mL	ワイン 1 杯 120 mL
アルコール度数	5%	15%	43%	25%	12%
純アルコール量	20 g	22 g	20 g	36 g	12 g

②未成年者の飲酒をなくす
　　中学 3 年生の飲酒者　男子 10.5%　女子 11.7%（2010 年）　→　0%（2022 年）
　　高校 3 年生の飲酒者　男子 21.7%　女子 19.9%（2010 年）　→　0%（2022 年）
③妊娠中の飲酒者をなくす
　　妊娠中の飲酒者　8.7%（2010 年）　→　0%（2022 年）

障害のリスクが高くなることが示されている.

　健康日本 21（第 2 次）は，「生活習慣病のリスクを高める飲酒量」を「1 日平均純アルコール摂取量　男性 40 g，女性 20 g」と定義して国民に周知し，このような飲酒の予防をはかるための評価指標として設定している（**表 6-13**）. WHO のガイドラインも，1 日平均純アルコール摂取量が男性 40 g，女性 20 g を超えるとアルコール関連問題リスクが高くなることを示している.

③ アルコール対策と適性飲酒

　不適切な飲酒は健康障害から社会的問題まで広範囲に影響を及ぼすため，その対策も多くの分野が連携して包括的に実施する必要がある.

　2013（平成 25）年，アルコール健康障害対策基本法が制定され，この法律に基づき，アルコール健康障害対策を総合的かつ計画的に推進するため，アルコール健康障害対策基本計画が策定された. これによって，都道府県アルコール健康障害対策推進計画の策定が努力義務となった. この計画は，「飲酒に伴うリスクに関する知識の普及を徹底し，将来にわたるアルコール健康障害の発症を予防」および「アルコール健康障害に関する予防及び相談から治療，回復支援に至る切れ目のない支援体制の整備」を重点課題として掲げている. また，教育の振興など，不適切な飲酒の誘因の防止，患者・家族の相談支援，社会復帰の支援，アルコール健康障害にかかわる医療の充実などの推進を，基本的施策としている.

　以上により，国，地方公共団体，国民・医療関係者，健康増進事業実施者などが連携して対策を実施する基盤が整ったといえる. とくに，アルコール依存症患者については個人での解決がきわめてむずかしく，アルコール健康障害対策基本計画を活用した社会全体の支援が必要であり，成果が期待される.

　飲酒は生活に豊かさと潤いを与え，伝統と文化的側面をもつ．その一方で，健康障害や社会的問題をひき起こす．これらの問題解決には，飲酒に関する正しい知識・適正飲酒量の普及啓発が必須である（**表6-13**）．未成年者については，児童生徒などの発達段階を踏まえ，アルコールだけでなく，たばこ，大麻などの有害性・危険性に関する指導・教育の実施に加え，意思決定能力やストレス対処，コミュニケーションスキルなどのライフスキル教育を含めた指導・教育の徹底が求められる．

F.　睡眠, 休養, ストレス

1　睡眠と生活リズム, 健康への影響

　十分な睡眠と休養は，心身の健康の維持・増進に必須である．1日の睡眠と覚醒のリズムを司る体内時計は，起床時に光を浴びることでリセットされる．目からの光刺激は，交感神経の活動を高め，覚醒度を上昇させる．そして，起床から15～16時間後に，再び眠気が出現する仕組みとなっている．したがって，起床時間が遅れたため光への曝露が遅くなった場合や，夜遅くに明るい光を浴びると，体内時計のリズムが乱れ，睡眠障害を起こす．昼夜交代勤務などは睡眠障害を起こしやすい．

　国内外の研究によって，睡眠時間の短い者の死亡リスクが高まることが明らかにされている．睡眠障害は慢性の精神的緊張や不安を生じている場合が多く，抑うつ，高血圧，糖尿病，循環器疾患などの発症の原因となることが示されている．その機序として，交感神経のほか，視床下部-下垂体-副腎系ホルモンの関与などが想定されている．さらに，夜間の睡眠不足による日中の眠気は，注意集中力の低下から，ヒューマンエラー，そして，交通事故など人命にかかわる社会問題までひき起こす．なお，必要な睡眠時間は日中の活動量に依存するが，個人差があり，加齢とともに短縮する．

2　睡眠障害と睡眠不足の現状, 健康づくりのための睡眠指針2014

　睡眠障害とは，日中の生活に支障をきたすなんらかの睡眠および覚醒の障害である．2017（平成29）年の国民健康・栄養調査において「睡眠による休養が十分にとれていない者」の割合は，男性20.1%，女性20.3%である．年代別では，男女とも30～50歳代で約30%と高く，就労世代のおよそ3割が睡眠不足の状態である．

　健康日本21（第2次）は，「睡眠による休養が十分にとれていない者」の減少を課題として，目標値を15%に設定している．現状，「睡眠による休養が十分にとれていない者」の割合は男女合計20.2%であり，2009（平成21）年調査の男女合計18.4%から上昇している．わが国の睡眠障害は，睡眠不足症候群（仕事，勉学，その他の活動が原因）と睡眠時無呼吸症候群 sleep apnea syndrome（SAS）がその大部分を占めると考えられる．SASは肥満に合併することが多く，わが国の患者数は推計約300万人以上といわれているが，詳細は明ら

表 6-14　健康づくりのための睡眠指針 2014　睡眠 12 箇条

第 1 条	良い睡眠で，からだもこころも健康に．
第 2 条	適度な運動，しっかり朝食，ねむりとめざめのメリハリを．
第 3 条	良い睡眠は，生活習慣病予防につながります．
第 4 条	睡眠による休養感は，こころの健康に重要です．
第 5 条	年齢や季節に応じて，ひるまの眠気で困らない程度の睡眠を．
第 6 条	良い睡眠のためには，環境づくりも重要です．
第 7 条	若年世代は夜更かし避けて，体内時計のリズムを保つ．
第 8 条	勤労世代の疲労回復・能率アップに，毎日十分な睡眠を．
第 9 条	熟年世代は朝晩メリハリ，ひるまに適度な運動で良い睡眠．
第 10 条	眠くなってから寝床に入り，起きる時刻は遅らせない．
第 11 条	いつもと違う睡眠には，要注意．
第 12 条	眠れない，その苦しみをかかえずに，専門家に相談を．

［厚生労働省健康局：健康づくりのための睡眠指針 2014（https://www.mhlw.go.jp/file/06-Seisakujouhou-10900000-Kenkoukyoku/0000047221.pdf）（最終アクセス 2020 年 1 月 31 日）より引用］

かでない．

　2003（平成 15）年，睡眠について適切な知識の普及を目的として「健康づくりのための睡眠指針」が策定された．その後，健康日本 21（第 2 次）の開始に伴い，睡眠の重要性の普及，啓発をいっそう推進する必要があったため，2014（平成 26）年，「健康づくりのための睡眠指針 2014」が策定された（表 6-14）．指針は，良質な睡眠が生活習慣病とこころの健康に有効であることを明記するとともに，科学的根拠に基づいた良質な睡眠を得るための具体的な注意点を，ライフステージ（世代）・ライフスタイル別に記載している．

③ 休養の概念と休養指針

　休養は，QOL にかかわる重要な要素であり，心身の疲労（精神疲労，身体疲労）を回復させるだけでなく，人間性の育成や，社会・文化活動などを通じて自己表現を養うという側面がある．個人の心身の健康が維持・増進され，社会生活機能の維持・増進，社会参加の機会が増加することは，社会全体の質の向上につながる．

　1994（平成 6）年，過重労働，ストレス社会，生活習慣病の増加などの背景から，国民の健康増進を目的として「健康づくりのための休養指針」が策定された．休養の重要性と休養をとるための具体的なポイントを，生活リズム，時間，空間，社会の観点から示している（表 6-15）．

　休養や睡眠の時間確保のため，健康日本 21（第 2 次）は「週労働時間 60 時間以上の雇用者の割合」を目標値 5％に低減することを課題としている．目標達成に向けて，「過労死等防止対策推進法」や「働き方改革関連法」などの取り組みとの協働が必要である．

④ ストレスの概念とストレスマネジメント

　ストレスは「外部環境からの刺激によって起こる歪みに対する非特異的反応（セリエ

表 6-15　健康づくりのための休養指針（1994）

1. 生活にリズムを
・早目に気付こう，自分のストレスに ・睡眠は気持ちよい目覚めがバロメーター ・入浴で，からだもこころもリフレッシュ ・旅に出掛けて，こころの切り換えを ・休養と仕事のバランスで能率アップと過労防止
2. ゆとりの時間でみのりある休養を
・1 日 30 分，自分の時間をみつけよう ・活かそう休暇を，真の休養に ・ゆとりの中に，楽しみや生きがいを
3. 生活の中にオアシスを
・身近な中にもいこいの大切さ ・食事空間にもバラエティを ・自然とのふれあいで感じよう，健康の息吹を
4. 出会いときずなで豊かな人生を
・見出そう，楽しく無理のない社会参加 ・きずなの中ではぐくむ，クリエイティブ・ライフ

[厚生省（当時）：健康づくりのための休養指針，1994 より引用]

Hans Selye）」で，生体が外部からきた新しい条件に適応するために生じる反応のことである．ストレスをひき起こす外部環境からの刺激をストレッサー（ストレス要因）という．ストレッサーは，騒音や高温環境のような物理的要因から心理的要因まで種々のものがある．

　ストレッサーの刺激は，脳の視床下部に伝えられ，自律神経系，副腎などの内分泌機能，免疫機能に反応をひき起こす．たとえば，強いストレッサーに直面した場合は，交感神経が優位となり，副腎からアドレナリンが分泌され，心拍数の増加，血圧上昇，焦燥感などの中枢神経症状がおこる．このような機序により，主に 3 つのストレス反応，①身体的反応（頭痛，不眠，血圧〈上昇・低下〉，食欲〈亢進・低下〉，胃腸症状，不整脈など），②心理的反応（イライラ感，怒り，不安，無気力，焦燥感，抑うつなど），③行動的反応（多量飲酒，喫煙本数の増加，学力低下，作業ミス，ギャンブルなど）が現れる（図 6-18）．ただし，同じストレッサーに直面しても，ストレス反応の大きさなどは，個人の認知（受け止め方）や対処能力，環境（緩衝要因の有無）などにより異なる．ストレス反応が大きい場合は，ストレス関連疾病を発症するリスクが高まる．

　ストレスマネジメントとは，心身に悪影響を及ぼすストレスに対してどのように対処するかを考え，適切に対処することをいう．われわれは，日常的に大小さまざまなストレスにさらされる．よって，いかにしてストレスが心身に及ぼす悪影響を最小限にするか，が重要である．

　ストレスマネジメントは，個人が自分のストレスの原因や状態に気づくことから始まり，適切な対処法（十分な休養，気分転換），望ましい生活習慣（食事，運動，睡眠）をとり，ストレスを溜め込まない人間関係を築くことが基本である．したがって，ストレッサーやス

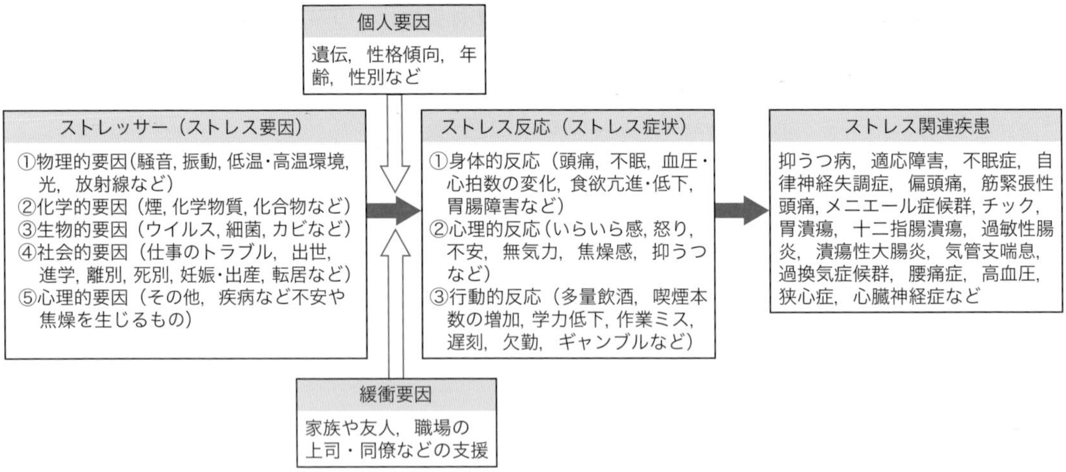

図 6-18　ストレッサーとストレス反応

トレス反応の症状，気分転換やリラクセーションの方法，ストレス耐性を高める生活習慣，そして他者とのコミュニケーションスキルなどの知識を国民に普及，啓発することがきわめて重要である．

　近年，職場環境は，高度情報化とグローバル化，競走の激化などが進み，ストレスを感じる者が多い状態が続いており，ストレスマネジメントが必要とされている．これらの対策の一環として，2015（平成 27）年，就労者に対する「ストレスチェック制度」が労働安全法により導入された．これによって，就労者のストレスマネジメントを促進し，メンタル不調を未然に防止することなどを目的としている．

G.　歯科保健行動

1　歯の健康と食生活

　歯と口腔の健康は摂食と構音を良好に保つために重要であり，QOL の向上に大きく寄与する．咀嚼機能は食事の食感と味覚を楽しむために欠かせない．また，十分に咀嚼すれば満腹感が得られ，肥満やメタボリックシンドローム，生活習慣病の予防に有効である．咀嚼機能低下の主な原因はう歯と歯周病による残存歯数の減少であるが，歯周病は炎症反応などを介して糖尿病の悪化や動脈硬化，循環器疾患の危険因子となることが明らかにされている．高齢者においては咀嚼・嚥下機能の低下が誤嚥性肺炎の原因となる．

　歯科疾患実態調査によると地域格差などはあるものの，乳歯および永久歯のう歯の有病率は，年々，減少している（**図 6-19**）．2017（平成 29）年国民健康・栄養調査において「20本以上歯を有する」者の割合は，年齢が高いほど減少し，70 歳代は 50.6 %，80 歳以上は

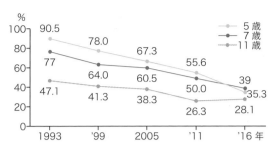

図 6-19　う歯をもつ者の割合（乳歯＋永久歯）の
年次推移

[厚生労働省：平成 28 年歯科疾患実態調査をもとに作成]

29.3％であった．「なんでもかんで食べることができる」者の割合も年齢が高いほど減少し，60 歳代は 76.2％，70 歳代は 68.9％，80 歳以上は 55.1％であった．過去の調査と比較して，いずれの値も改善している．

　健康日本 21（第 2 次）は 80 歳で 20 本以上歯を有する目標値を 60％（中間評価での再設定値），60 歳代で咀嚼機能が良好な者の割合は 80％を目標にしている．なお，2016（平成 28）年の歯科疾患実態調査報告では，「80 歳になっても 20 本以上自分の歯を保つ」という **8020**（ハチマルニイマル）運動の目標を達成した者は 51.2％と推計された．

2　歯科保健行動

　健康日本 21（第 2 次）は歯の喪失防止のため，乳幼児期，学童期のう歯予防と成人期の歯周病予防，歯科検診受診率の増加を課題にしている．乳幼児期，学童期の検診受診率は高く，う歯の治療率も年々改善しているが，一方で，地域などの格差が生じている．成人については，2016（平成 28）年国民健康・栄養調査において，「この 1 年間における歯科検診受診」の割合は，合計 51.5％であった．男女とも年齢が高いほど歯科検診の受診率が高く，60 歳以上は約 60％であった．2009（平成 21）年の結果と比較して，いずれの年代も増加している．

　健康日本 21（第 2 次）は成人の歯科検診受診率の目標値を 65％に設定している．歯周炎・歯周病の有病率は若年世代でも高く，30 歳代の 3 割，40 歳代は 4 割以上に歯周ポケット（4 mm 以上）を認める．歯周病は若年世代からの予防と早期の治療開始が重要であることから，とくに，若年世代の歯科検診受診率の改善に向けて，取り組みの継続が必要である．

3　歯科保健対策

　従来，わが国の歯科口腔保健対策は乳幼児期，学齢期の歯の喪失防止に重点が置かれてきた．その結果，う歯の有病率は国全体としては大きく改善してきた．その後の高齢化に伴い，高齢者の歯科口腔保健の重要性が増したため，老人保健法の事業の一環として，う歯予

防や歯周病予防のための啓発活動や歯周疾患検診などが実施されてきた.

　1989（平成元）年に提唱された「80歳になっても20本以上自分の歯を保つ」という8020（ハチマルニイマル）運動は，その後，「**8020運動推進特別事業**」として広く国民に普及され，今日まで続いている.2000（平成12）年の健康日本21の開始，健康増進法の成立により，歯の健康の保持増進の重要性が位置づけられ，具体的目標値が設定された.

　健康日本21（第2次）では，ライフステージに応じて，①乳幼児期・学童期のう歯の有病率の低下，②成人期の歯周病などの有病率の低下，③高齢期の残存歯数の増加，咀嚼機能良好者の増加　そして，④歯科検診受診率の増加や都道府県別う歯有病率の改善など，歯科口腔保健の推進に必要な社会環境の整備を目標評価項目に設定している.これを達成するため，2011（平成23）年に「歯科口腔保健の推進に関する法律」が策定され，口腔の健康保持・増進に関する健康格差の縮小に向けて種々の取り組みが展開されている.

練習問題

1) 健康日本21の目的と5つの基本的な方向性について述べなさい.
2) 国民の食生活と栄養の現状と課題について述べなさい.
3) 健康づくりのための身体活動基準2013および身体活動指針について述べなさい.
4) 喫煙の健康影響と，受動喫煙対策について述べなさい.
5) 飲酒の健康影響について述べなさい.
6) 健康日本21における歯科保健領域の目標について述べなさい.

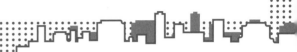

第7章

主要疾患の疫学と予防対策

　わが国では1940年代は結核が主な死亡原因であったが，その後，結核の死亡率の減少により，脳卒中（脳血管疾患）が死亡原因の第1位となった．1960年代以降，脳卒中の死亡率が急速に減少し，1980年頃から現在に至るまで死亡原因の第1位はがん（悪性新生物）となっている．がんの死亡者数は高齢化の影響で増加しているが，がんの年齢調整死亡率は女性では1960年代から，男性では1990年代半ばから減少している．主な死因の年齢調整死亡率の推移については第5章 **図5-6**（p.67）を参照．

A. が ん

　腫瘍は細胞内の遺伝子の変異によって発生した異常な細胞が増殖するものである．悪性腫瘍，いわゆる「がん」はその中で周囲に浸潤あるいはほかの組織などに転移する（能力がある）ものを指す．がんの多くは上皮を形成する細胞の変異によるもので，そのほかに白血球などの血液を構成する細胞の変異による白血病などや，骨や筋肉などの非上皮系の細胞の変異による骨肉腫などの肉腫がある．がんは細胞の遺伝子の変異の蓄積により異常な細胞が発生して発症すると考えられており，人口の高齢化によってその発症数は増加している．

　2017（平成29）年の人口動態統計によると死因の第1位は悪性新生物で，全体の27.9%を占め，死亡者数は373,334人であった．人口10万人当たりの死亡率（粗死亡率）は299.5であり，男性では363.2，女性では239.1で男女別でも死因の第1位を占めた．人口10万人当たりの粗死亡率について，主な部位別の順位を**表7-1**に示した．また，わが国では人口の高齢化が進んでいることから，高齢化の影響を取り除いた年齢調整後の主な部位別の死亡率（年齢調整死亡率）の推移を**図7-1**に示した．

　国立がん研究センターがん情報サービス「がん登録・統計」によると，わが国における2015（平成27）年のがんの粗罹患率は，人口10万人当たり男性では827.4，女性では580.9であった．2015年のがんの主な部位別の粗罹患率の順位を**表7-1**に，年齢調整罹患率の年次推移を**図7-2**に示した．

　わが国のがんの要因は，生活習慣や感染などが男性では約5割，女性では3割弱を占めると推定されている．男性のもっとも大きな要因は喫煙（29.7%）であり，次いでヘリコバク

表 7-1　部位別のがんの粗死亡率, 粗罹患率と順位

		粗死亡率（10 万対）[1]			粗罹患率（10 万対）[2] ※			
		男 性		女 性		男 性		女 性	
第1位	肺	87.4	大腸	36.5	胃	138.3	乳房	128.2
第2位	胃	49.0	肺	33.0	前立腺	128.0	大腸	91.5
第3位	大腸	45.0	膵臓	26.3	大腸	127.1	胃	59.2
第4位	肝臓	29.4	胃	24.2	肺	125.8	肺	56.5
第5位	膵臓	28.7	乳房	22.3	肝臓	43.6	子宮	39.7

※がん罹患から上皮内がんを除いた.
[1] 厚生労働省：平成 29 年人口動態統計（確定数）の概況
 2) 2013 年 国立がん研究センターがん情報サービス：がん登録・統計「地域がん登録全国合計による罹患データ」より引用]

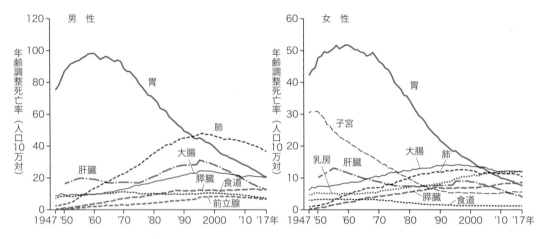

図 7-1　悪性新生物の主な部位別にみた年齢調整死亡率の年次推移（1947〜2017 年）
[厚生労働省：人口動態統計をもとに作成]

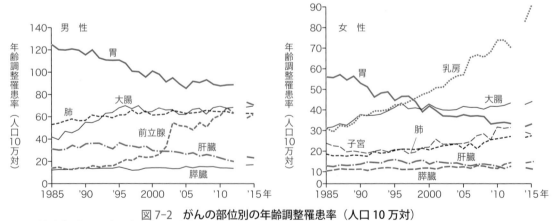

図 7-2　がんの部位別の年齢調整罹患率（人口 10 万対）
注）年齢調整には昭和 60 年モデル人口を使用し，がん罹患から上皮内がんを除いた.
[国立がん研究センターがん情報サービス：がん登録・統計 1985〜2012 年は「高精度地域がん登録のがん罹患データ」を，2014,
2015 年は「地域がん登録全国合計によるがん罹患データ」をもとに作成]

ターピロリや肝炎ウイルスなどの感染（22.8％），飲酒（9.0％）である．女性のもっとも大きな要因は感染（17.5％）であり，次いで喫煙（5％），飲酒（2.5％）である．このことから，がん予防としては喫煙，飲酒に対する対策と併せて発がんに関係するウイルスなどの感染予防が重要である．以下に，主要部位のがんの疫学と予防対策について概説する．

1 主要部位のがんの疫学と予防対策

a 肺がん

肺がんは喫煙が主な危険因子であり，依然として男性のがん死亡ではもっとも多い．年齢調整後の死亡率は緩やかな減少傾向を示しているが，年齢調整後の罹患率は男性では横ばい，女性では横ばいからやや増加傾向がみられる．

b 乳がん

乳がんは女性のがん死亡の第5位を占め，年齢調整後の死亡率，罹患率の両方で増加傾向がみられる．

乳がんは女性ホルモンが発症に影響することが知られており，初潮年齢が早いこと，閉経年齢が遅いこと，出産や授乳経験がないこと，経口避妊薬，更年期以降のホルモン補充療法などがリスク要因と考えられている．

c 胃がん

胃がんはわが国のがんの主要死因の1つであり，男性では第2位，女性では第4位を占めている．年齢調整後の死亡率，罹患率は男女とも減少傾向を示している．

胃がんは，ヘリコバクターピロリ慢性感染が危険因子の1つであり，2000（平成12）年には胃潰瘍などでヘリコバクターピロリ除菌療法が保険適用となり，2013（平成25）年には慢性胃炎についても除菌が保険適用となった．また，わが国では上下水道の完備によって，若年層ではヘリコバクターピロリの感染率が低下しているとの報告もあり，今後はさらなる胃がんの罹患率の減少が期待される．

d 肝臓がん

肝臓がんは男性のがん死亡の第4位，罹患は第5位となっている．また年齢調整後の死亡率，罹患率は男女ともに減少傾向にある．

肝臓がんは，わが国においてはB型肝炎ウイルスやC型肝炎ウイルスの慢性感染が主な原因と考えられている．そのほかに大量の飲酒や脂肪肝などが危険因子である．幼少期のB型肝炎ウイルスの感染が慢性感染化しやすいため，1985（昭和60）年からB型肝炎母子垂直感染予防事業が実施されてきた．また，小児期の水平感染を予防する目的で2016（平成28）年からB型肝炎ワクチンの定期接種（法律に基づいて地方自治体が主体となり実施する）化が開始された．

e　膵臓がん

膵臓がんは年齢調整後の罹患率，死亡率ともに横ばいからやや増加傾向にあるがんである．2017（平成 29）年では臓器別のがん死亡では男性が第 5 位，女性が第 3 位である．

予後がわるいがんであり，危険因子としては糖尿病などが知られている．

f　大腸がん

大腸がんは女性のがん死亡ではもっとも多い．男性では第 3 位である．罹患では男性が第 3 位，女性が第 2 位である．年齢調整後の死亡率は横ばいから減少傾向，罹患率はやや増加傾向である．

危険因子として加工肉，赤身肉，飲酒などが報告されている．

g　前立腺がん

前立腺がんの年齢調整後の罹患率は 2000 年代に急速に増加しており，現在も緩やかに増加傾向を示している．罹患率は男性では第 4 位を占めている．

前立腺がんの多くは進行が非常に遅く，生命予後に影響を及ぼさない可能性があり，前立腺特異抗原（PSA）による検診は，住民検診といった対策型の検診としては勧められないとされている．前立腺がんの罹患率が増加した背景には，生命予後に影響を及ぼさない前立腺がんを PSA 検査などで発見・診断されたことも要因として考えられる．

h　子宮がん

子宮がんは女性のがん罹患の第 5 位を占めている．年齢調整後の死亡率はほぼ横ばい，罹患率は増加傾向を示している．

危険因子は子宮頸がんと子宮体がんで大きく異なっている．子宮頸がんはヒトパピローマウイルス（HPV）の持続感染が関与している．子宮体がんは乳がん同様にエストロゲンの関与が知られており，肥満や閉経年齢が遅い，出産経験がない，更年期のホルモン補充療法などがリスクとして知られている．また 2013（平成 25）年に女性に限って HPV ワクチンの定期接種が開始された（2013（平成 25）年 6 月からは積極的な接種勧奨の一時差し控え中）．

2　がん対策とがん検診

a　がん対策

がん対策は 1984（昭和 59）年度の「対がん 10 か年総合戦略」として取り組みが開始された．2007（平成 19）年には「がんの予防及び早期発見の推進」「がん医療の均てん化の促進等」「研究の推進等」などを基本施策とする「がん対策基本法」が施行され，これに基づくがん対策推進基本計画が策定された．

　2016（平成28）年度の第2期までに目標であった「がんの年齢調整死亡率（75歳未満）の20％減少」は達成できなかった．現在は2022（令和4）年度までの第3期計画が策定され，「がん患者を含めた国民が，がんを知り，がんの克服を目指す」ための全体目標として，①科学的根拠に基づくがん予防・がん検診の充実，②患者本位のがん医療の実現，③尊厳を持って安心して暮らせる社会の構築があげられた．これらの目標に合わせ，基本計画では，分野別施策としてがん予防やがん医療の充実，がんとの共生とこれらの基盤の整備があげられた．

1）がん登録

　地域において新たに診断された疾病の患者数および当該疾病の死亡率が疾病対策の立案・評価には必要である．がんでは1950年代から地域がん登録が一部の地域で開始され，1983（昭和58）年の老人保健法施行に伴い国庫補助が開始されたことで多くの府県でがん登録が行われた．2002（平成14）年の健康増進法によって，国や地方自治体ががんや脳卒中などの生活習慣病の発症の状況把握に努めなければならないとされた．

　その後，がん対策基本法が2007（平成19）年に施行され，がんの医療の均てん化の促進などとして「国及び地方公共団体はがん患者の罹患，転帰その他の状況を把握し，分析するための取り組みを支援するための必要な施策を講ずるものとする」とされた．この時点でのがん登録は，地方自治体が行う地域がん登録のデータを匿名化データとして国立がん研究センターに提供する仕組みであった．したがって，複数の都道府県間で同一患者が受診した場合に重複する可能性があること，さらに地方自治体が医療機関に対して協力依頼を行いデータの収集を行っていたことから，すべての医療機関から情報の提供が得られなかったことなどが課題であった．

　2016（平成28）年には「がん登録等の推進に関する法律」が施行され，病院および指定された診療所が患者のがんに関する情報の届け出を行い，都道府県を通じて全国がん登録データベースに登録する仕組みが法制化された．これにより，全国がん登録制度が2016（平成28）年1月に開始された．

2）がんと就労

　がん対策基本法によるがん対策推進計画の新たな重点課題として，2012（平成24）年に「働く世代や小児へのがん対策の充実」が盛り込まれ，働く世代への分野別施策として「就労を含めた社会的な問題」への取り組みがあげられた．

　2016（平成28）年には，がんなどの疾患を抱える従業員の就業継続のための「事業場における治療と職業生活の両立支援のためのガイドライン」の整備などが行われた．また，がん，脳卒中などの傷病を負った労働者を雇用する事業主に対して助成を行う障害者雇用安定助成金などの制度が設けられた．

b　がん検診

　がん対策の目標の1つは，がん検診を行い，より早期にがんを発見することで，国民のがんによる死亡率を減少させることである．

　がん検診は，国民のがんによる死亡率を減少させる目的で実施される対策型がん検診と，

表 7-2　がん検診について

部　位	対　象	方　法	対策型検診	任意型検診
胃	50 歳以上の男女	胃 X 線検査 胃内視鏡検査	推奨する 推奨する	推奨する 推奨する
大腸	40 歳以上の男女	便潜血検査 大腸内視鏡検査	推奨する 推奨しない	推奨する 実施可[*1]
肺	40 歳以上の男女	胸部 X 線検査	推奨する	推奨する
子宮頸部	20 歳以上の女性	細胞診	推奨する	推奨する
乳房	40 歳未満 40 歳から 74 歳	マンモグラフィー検査 マンモグラフィー検査	推奨しない[*2] 推奨する	個人の判断により実施可 推奨する
前立腺		PSA 検査	推奨しない	※

[*1] 安全性を確保するとともに，不利益について十分説明する必要がある．
[*2] 死亡率減少効果の有無を判断する証拠が不十分であるため，対策型検診として実施することは勧められない．
※死亡率減少効果は不明である（グレード I）
［科学的根拠に基づくがん検診推進のページ：有効性評価に基づくがん検診ガイドライン（http://canscreen.ncc.go.jp/guideline/matome.html）（最終アクセス 2020 年 1 月 31 日）をもとに作成］

個人の死亡リスクを減少させることが主な目的である任意型検診に大別される．
　がん検診の効果については論文などをもとにして有効性評価が行われ，その結果は，部位別に国立がん研究センターがん予防・健診研究センター「有効性評価に基づくがん検診ガイドライン」にまとめられている．「有効性評価に基づくがん検診ガイドライン」に示されている主要部位別の検査方法とその評価を**表 7-2** に示した．このガイドラインに基づいて，健康増進法に基づく事業として市町村で胃がん，子宮頸がん，肺がん，乳がん，大腸がんについて対策型がん検診が実施されている．

B.　循環器疾患

　主な循環器疾患には，高血圧に加えて脳梗塞や脳出血などの脳卒中（脳血管疾患）と，虚血性心疾患などの心疾患が含まれる．

1　高血圧

　わが国では，以前は平均血圧が高く，1961（昭和 63）年の第 1 次成人病基礎調査では男女ともに 60 歳以上の平均収縮血圧が 160 mmHg を超えていた．
　食塩摂取は高血圧の主な原因の 1 つである．1 日当たりの食塩摂取量は，以前は地域によっては 20 g を超えていたが，1960 年代以降の減塩運動や冷蔵庫の普及などもあり，近年では減少している．国民栄養調査（国民健康・栄養調査）の報告では，1975（昭和 50）年には全国平均の 1 日食塩摂取量は 14 g であったが，2017（平成 29）年の国民健康・栄養調査では 9.9 g であった．

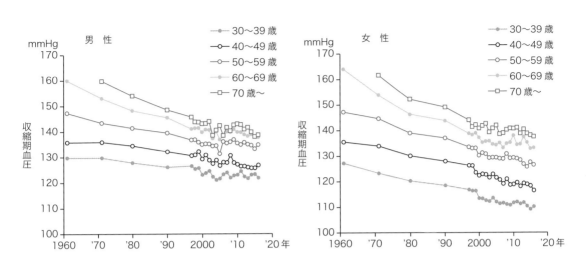

図7-3　年齢階級，男女別の収縮期血圧の年次推移

[第一次成人病基礎調査，第二次成人病基礎調査，第3次循環器疾患基礎調査，第4次循環器疾患基礎調査，国民健康・栄養調査をもとに作成]

　年齢階級別の平均血圧も年々低下しており，近年の国民健康・栄養調査によると，男女ともに70歳以上の収縮期血圧の平均は140 mmHgを下回っている．これまでの成人病基礎調査，循環器疾患基礎調査および国民健康・栄養調査における年齢階級別の血圧値の推移を**図7-3**に示した．

　高血圧は循環器疾患の確立された危険因子であり，血圧の上昇に伴って循環器疾患の発症リスクは連続的に上昇する．このためわが国の「高血圧治療ガイドライン2019」では，正常高値血圧（120〜129/80 mmHg未満）以上が生活習慣修正の対象とされている．欧米においても同様で，米国においては2017米国心臓病学会（ACC）/米国心臓協会（AHA）で高血圧の基準を130/80 mmHg以上とするなどの見直しが行われた（欧州の2018欧州心臓病学会（ESC）/欧州高血圧学会（ESH）ガイドラインや，わが国の高血圧治療ガイドライン2019では高血圧の基準は，従来と同じ140/90 mmHg以上）．

　血圧は遺伝的素因に加えて食塩摂取，アルコールの大量摂取，肥満，運動不足，ストレスなどで上昇することが知られている．減塩やエネルギーの過剰摂取，運動不足などに対する取り組みが世界的に行われている．

2 脳卒中（脳血管疾患）

　脳卒中（脳血管疾患）は脳梗塞，脳内出血，くも膜下出血に大きく分類される．いわゆる循環器疾患危険因子といわれる喫煙や多量飲酒，高血圧，脂質異常症，糖尿病などが脳卒中の危険因子である．脳梗塞は脳内の血管が詰まることによって起こり，以下の3つに大別される．

　ラクナ梗塞：脳内の血管が閉塞する原因によって穿通枝領域で小梗塞が生じる．

　アテローム血栓性梗塞：脳内の大きな血管の動脈硬化によって血管が閉塞する．

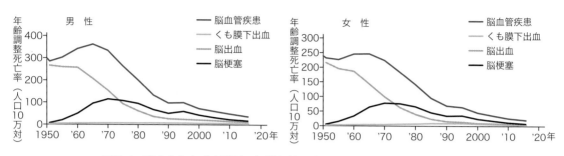

図 7-4　脳卒中および病型別の年齢調整死亡率の年次推移（人口 10 万対）
[厚生労働省：人口動態統計をもとに作成]

　心原性脳塞栓症：心房細動などで心臓内にできた血栓が脳内の血管に至り詰まる．

　脳内出血は，高血圧などによって脳内の細い動脈の障害された部位の血管が破綻し出血して起こる．くも膜下出血はくも膜下腔の動脈瘤などが破綻することによって起こる．動脈瘤は加齢変化に伴うものだけではないため，比較的若い年代でも発症することが特徴である．

　脳卒中は 1950 年代から 1980（昭和 55）年までは死因の第 1 位であった（第 5 章 図 5-5 参照，p.67）．2017（平成 29）年の人口動態統計によると，悪性新生物，心疾患に次いで死因の 8.2％ を占め，死亡者数は 109,880 人であった．男女別にみると，男性では死因の第 3 位，女性では死因の第 4 位を占め，男性では 7.7％，女性では 8.7％ を占めた．

　以前は図 7-4 に示すように脳卒中の多くは脳内出血が占めていたが，国民の平均の血圧値が低下したことなどによって（図 7-3），脳内出血死亡が急速に減少した．この急速な減少により，2017（平成 29）年現在では脳卒中の発症，あるいは脳卒中死亡のいずれにおいても，脳梗塞がもっとも多く，次いで脳内出血となっている．

　脳卒中は，がんとは異なり全国規模での発症把握が行われておらず，一部の府県において発症登録が行われているのみである．そのため，脳卒中の発症の推移を調べるために利用可能な情報は限られている．また，脳梗塞の病型は死亡統計では分類がされておらず，病型ごとの生命予後が大きく異なることから，死亡統計で推移をみることは不可能である．

　循環器疾患の国際比較を行う研究として，1980 年代に **WHO MONICA** 研究が行われ，わが国では 1990 年代にかけての WHO MONICA 研究との比較研究が行われた．これにより，以前の報告ではわが国の脳卒中の罹患率は欧米諸国と比較して高かったが，1990 年代には欧米諸国と同じ程度まで減少してきたことが明らかとなった．罹患率のその後の比較は困難であるが，WHO による循環器疾患の年齢調整死亡率の国際比較を図 7-5 に示した．

　各々の年齢調整死亡率をみると，脳卒中全体は図 7-5（a）に示したように東アジア，東南アジア，中央アジア諸国で高く，欧州や米国は低い傾向を示し，わが国の死亡率は欧州諸国と同程度であった．脳梗塞は図 7-5（b）に示したようにロシアや中央アジア，中国などで高く，わが国や欧州諸国では低い傾向がみられた．脳内出血は図 7-5（c）に示したように東アジア，東南アジア，中央アジアで高く，わが国や欧州諸国では低い傾向がより顕著にみられた．また東アジア，東南アジア諸国では以前のわが国と同様に脳卒中死亡に占める脳内出血の割合が高く，ロシアを含む欧州諸国では低い傾向がみられた．

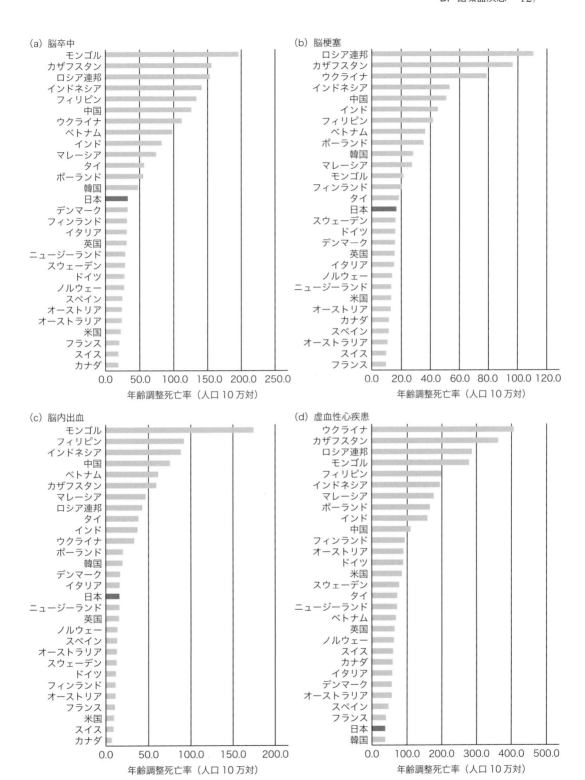

図 7-5　循環器疾患の年齢調整死亡率の国際比較
［World Health Organization：Global Health Estimates 2016；Deaths by Cause, Age, Sex, by Country and by Region, 2000-2016. Geneva, 2018 をもとに作成］

　国内の限られた発症登録やコホート研究からは，脳梗塞の病型別の罹患率の割合として，以前はラクナ梗塞が多くを占めたが，近年の報告ではラクナ梗塞の減少に伴い，その他や分類不能の脳梗塞を除くとラクナ梗塞，アテローム血栓性脳梗塞，心原性脳梗塞がおおよそ1/3ずつを占めていることがわかった．

　また，依然として脳卒中全体では，発症すると約半数が死亡もしくはなんらかの介護が必要になることが報告されている．このことから，脳卒中は死亡に至らなくても多くの場合は機能障害を遺残し，その後の日常生活動作（ADL），生活の質（QOL）に大きな影響を与えることに留意する必要がある．社会保障の観点からも，国民生活基礎調査によると，介護が必要な主な原因として脳卒中と認知症があげられており，死亡率は減少したものの，依然としてわが国の公衆衛生上重要な疾患であることに変わりはない．

　脳卒中の危険因子としては喫煙，血圧，糖尿病に加えて肥満や脂質異常症などが知られている．

③ 心疾患

　心疾患は心不全，虚血性心疾患，不整脈による死亡などが含まれている．

　心不全はなんらかの原因で心機能が低下することによって生じ，高齢者に多くみられる疾患である．虚血性心疾患は主として心臓の冠動脈の動脈硬化によって冠動脈が閉塞することで生じる．不整脈による死亡は，一部のタイプの不整脈は心室細動や心停止をひき起こすことが知られており，これらの要因による死亡が含まれている．

　以前からわが国では，欧米諸国と比較すると脳卒中による死亡が多く，虚血性心疾患による死亡が少ないことが知られていた．WHO MONICA 研究では，脳卒中の罹患率が欧米諸国並みに低下した当時においても，虚血性心疾患の罹患率は欧米諸国と比較して非常に低いことが報告されている．図7-5（d）をみると WHO MONICA 研究でみられたのと同様で，欧州諸国の中で罹患率が低いとされるフランスなどと同程度の死亡率であった．

　心不全などを含めた心疾患全体でみると，1960 年代から 1980 年代半ばまでは死因の第3位，1980 年代半ばからは死因の第2位を占めている（第5章 図5-5 参照，p.67）．2017（平成 29）年の人口動態統計によると，死因の第2位で 15.3％を占め，死亡者数は 204,837 人であった．男女別でも男女ともに死因の第2位であり，男性では 13.9％を，女性では 16.7％を占めた．病型別では，高齢者の増加に伴って心不全がもっとも多く，男性では次いで急性心筋梗塞，その他の虚血性心疾患，女性では不整脈その他の伝導障害，急性心筋梗塞，その他の虚血性心疾患の順となっている．

　虚血性心疾患の危険因子としては喫煙，血圧，肥満，糖尿病，脂質異常症などが知られている．

C. 代謝性疾患

① 肥　満

代謝性疾患は食生活の欧米化によって増加している疾患である．肥満者の増加は全世界的な課題となっている．

2017（平成29）年の国民健康・栄養調査によると，男性では肥満者（BMI≧25）が30.7%，やせ（BMI＜18.5）が4.0%，女性では肥満が21.9%，やせが10.3%であった（第6章 **図6-1** 参照，p.91）．年次推移をみると，男性の肥満は1980（昭和55）年の17.8%から徐々に増加しており，やせは7.2%から減少してきている．一方，女性では1980（昭和55）年にはやせが8.4%，肥満が20.2%であるため，やせの割合が増加し，肥満者の増加はみられない．やせの割合は，女性では20歳代において21.7%に達している．

② メタボリックシンドローム

メタボリックシンドロームは，肥満に伴う血圧や血糖値，脂質異常症などが軽度の上昇であっても重なることで，糖尿病や循環器疾患発症に悪影響を及ぼすことから注目されている疾患群である．メタボリックシンドロームに対策のターゲットを置いた2008（平成20）年から特定健診，特定保健指導が開始された．

2017（平成29）年の国民健康・栄養調査の「メタボリックシンドロームが強く疑われる者」は男性が27.8%，女性が12.9%であった．

③ 糖尿病

糖尿病は大きくは1型糖尿病と，2型糖尿病に分けられる．1型糖尿病は自己免疫疾患と考えられ，膵臓のβ細胞が破壊されることでインスリンをつくることができなくなり発症する．一方，2型糖尿病はインスリン分泌不全やインスリン抵抗性が主な病態と考えられている．2型糖尿病は生活習慣病の1つであり，肥満や運動不足などではインスリン抵抗性が増加し発症を促進すると考えられている．

糖尿病の発症は遺伝的素因が大きな影響を与えると考えられており，日本人などのモンゴロイド系の民族は，コーカソイド系の民族と比較するとインスリン分泌不全になりやすいことが知られている．そのため，とくに男性においては今後も有病率の増加が懸念される．

2017（平成29）年の国民健康・栄養調査において，「糖尿病が強く疑われる者」の割合は男性が18.1%，女性が10.5%であり，この10年では大きな変化がみられないことが報告されている．またこの結果からは「糖尿病が強く疑われる者」は約1,000万人と推計され，「糖尿病の可能性を否定できない者」も約1,000万人と推計されている．

4 脂質異常症

脂質異常症も食生活の変化によって有病率が増加している疾患である．女性では閉経後に上昇することが知られている．スタチン系薬などの脂質異常症の治療薬が開発されたことから，治療によって容易に良好なコントロールを得ることが可能である．

2017（平成29）年の国民健康・栄養調査では血清総コレステロールの平均値は男性が199.1 mg/dL，女性が210.3 mg/dLでここ10年間では男女ともに大きな増減はない．また血清総コレステロールが240 mg/dL以上の割合も男性が12.4％，女性は19.8％でここ10年間では大きな増減はみられなかった．

D. 骨・関節疾患

1 ロコモティブシンドローム

超高齢化社会のわが国においては運動器の障害が増加している．運動器の障害による移動機能が低下した状態を示す新しい概念として，日本整形外科学会は2007（平成19）年にロコモティブシンドロームを提唱した．ロコモティブシンドロームは運動器自体の疾患と加齢による運動器の不全の2つを包括した概念である．

2016（平成28）年度の国民生活基礎調査によると，介護が必要となった要因として関節疾患，骨折・転倒，高齢による衰弱が合計36％に達するなど，ADL低下の大きな要因となっている．また，運動器自体の障害としては骨折や関節疾患などが多くみられ，後述するように骨粗鬆症は1,300万人，変形性関節症は2,500万人ともいわれている．

2 骨粗鬆症

骨粗鬆症は骨強度の低下を特徴とし，骨折のリスクが増大しやすくなる疾患と定義されている．当初は骨密度が若年成人平均値 young adult mean（YAM）と比較して脆弱性骨折がある場合は80％未満，ない場合は70％未満を骨粗鬆症と診断する診断基準が設けられた．しかし骨密度のみで骨強度が規定されないことから診断基準が改訂され，『骨粗鬆症の予防と治療ガイドライン2015年版』では骨密度低下は臨床では dual-energy X-ray absorptiometry（DXA）を用いて，腰椎または大腿骨近位部で評価し，

 ⅰ）脆弱性骨折がある場合
  ①椎体あるいは大腿骨近位部の脆弱性骨折
  ②その他の部位の脆弱性骨折があり，骨密度がYAMの80％未満
 ⅱ）脆弱性骨折がない場合
  骨密度がYAMの70％以下または−2.5SD（標準偏差）以下
を骨粗鬆症と診断している．

『骨粗鬆症の予防と治療ガイドライン 2015 年版』によると，高齢者ほど有病率が高く，40歳以上の有病率は診断部位（椎体または大腿骨近位部）により異なるが，男性が数％から 1 割強，女性が 2 割から 3 割弱といわれている．これらのことから推計される骨粗鬆症の患者数は 1,300 万人に達すると考えられている．とくに高齢の女性で有病率が高いことが知られている．国民生活基礎調査によると，介護が必要な要因として骨折（骨折の原因については調査していないため骨粗鬆症に限定されない）は 12％を占めており，ADL の観点から，また介護予防の観点から重要な疾患である．

　骨粗鬆症は，女性で有病率が高いことが知られており，女性では閉経に伴う性ホルモンの減少が大きく関与することが知られている．また，若年期における高い骨密度の獲得と，中高年期ではやせの防止を含む体重管理や運動，喫煙防止/禁煙，節酒などが骨粗鬆症発症予防に有効であると考えられている．

3　変形性関節症

　変形性関節症は，高齢者に多くみられる疾患で，高齢者では女性の有病率が高い疾患である．膝関節で多くみられ変形性膝関節症の有病者数は推計で 2,500 万人に達すると考えられている．歩行時の痛みなどから歩行障害をきたすなど ADL，QOL 低下に大きな影響を及ぼす疾患である．2016（平成 28）年の国民生活基礎調査によると，介護保険の要支援の原因の第 1 位が関節疾患となっている．

E.　感染症

　感染症は主にウイルスや細菌などによってひき起こされる．とくに抵抗力が小さい乳幼児や高齢者が感染すると死亡につながることが多い．感染様式は空気感染や接触感染，血液や性行為などによる感染，水や食物を介した感染などがある．

1　感染症法

　感染症法は伝染病予防法を改正して 1999（平成 11）年に施行された感染症対策を目的とした法律である．この法律により感染症は 1〜5 類および指定感染症に分類されている．それぞれに指定されている感染症は社会状況に応じて改正されるため，最新の対象疾患などは国立感染症研究所などの WEB サイトで確認することが望ましい．

　1 類感染症：感染力や重篤性などからきわめて危険性が高い感染症であり，感染者は原則入院となり，物品の消毒などの処置に加えて建物や交通制限などの措置の対象となる．エボラ出血熱，クリミア・コンゴ出血熱，痘そう，南米出血熱，ペスト，マールブルグ病，ラッサ熱が指定されている．

　2 類感染症：感染力や重篤性などから危険性が高いと考えられる疾患であり，発症者は状

況により入院，物品の消毒などの措置の対象となる．急性灰白髄炎，結核，ジフテリア，重症急性呼吸器症候群（SARS），中東呼吸器症候群（MERS），鳥インフルエンザ（H5N1，H7N9）が指定されている．

3 類感染症：感染力や重篤性から危険性は高くないが集団感染の危険がある疾患であり，感染者は必要に応じて就業制限や物品の消毒などの措置の対象となる．

4 類感染症：動物などを介してヒトに感染する可能性がある疾患であり，動物への措置を含む消毒などの措置の対処となる．

5 類感染症：感染症動向調査を行う疾患である．

1～4 類の感染症は，すべての診断した医師が最寄りの保健所にただちに届け出を行うことが義務づけられている．5 類感染症は，疾患によってただちにまたは 7 日以内にすべての医師が届け出を行う疾患と，指定された医療機関（小児科定点医療機関，インフルエンザ定点医療機関，眼科定点医療機関，性感染症定点医療機関，基幹定点医療機関，類似症定点医療機関）が届け出を行う疾患に分けられている．

そのほかに，既知の感染症で国民の生命および健康に重大な影響を与える可能性があるため指定される指定感染症（1～3 類に準じた措置で期間は最大 2 年）と，未知の感染症で国民の生命や健康に重大な影響を与えるおそれがあり，政令によって指定され，1 類に準じた措置をとる新感染症がある．

感染症に対応する病床を有する感染症指定医療機関としては，特定感染症指定医療機関，第一種感染症指定医療機関，第二種感染症指定医療機関，結核指定医療機関が指定されている．

特定感染症指定医療機関：新感染症の入院医療を担当できる基準に合致する病床を有する厚生労働大臣が指定した医療機関．2019（平成 31）年現在は 4 医療機関が指定されている．

第一種感染症指定医療機関：都道府県知事が指定した 1 類感染症の患者の入院医療を担当できる基準に合致する病床を有する医療機関．原則都道府県に 1 ヵ所あり，55 医療機関が指定されている．

第二種感染症指定医療機関：2 類感染症の患者の入院医療を担当できる基準に合致する病床を有する医療機関．

結核指定医療機関：結核患者の通院医療を担当できる医療機関．

2　主要な感染症

高齢化の影響を受けて，肺炎は主な死因の 1 つとなっている．2017（平成 29）年人口動態統計によると，肺炎は死因の第 5 位で 7.2％を占め，死亡者数は 96,841 人であった．男女別にみると男性では 7.7％を占め死因の第 4 位，女性では 6.7％を占め死因の第 5 位であった．2016（平成 28）年は死因の第 3 位であったが，2017（平成 29）年には原死因の決定ルールの変更などで死因順位が下がった．

2017（平成 29）年人口動態統計の死因簡単分類別の死亡者数によると，感染症および寄

コラム

死因順位

疾病の構造の変化によって，死因の順位は十年単位で緩やかに変化する．しかし，原死因は死亡診断書や死体検案書をもとにした死亡小票をもとにしてルールに従って1つの原死因を決定している．死亡診断書などの記載や，原死因を決定するルールの明確化などによって，特定の原死因の死亡者数が数年単位の短い期間に大きく変動することがある．しかし通常は死亡数自体の急激な変動は起きないため，ルール変更の影響を直接受ける疾患のみならず，そのほかの疾患の死亡数も影響を受けて変動がみられる．

わが国においてこれまでみられた大きな変化として，1995（平成7）年の死亡診断書の改訂の事前周知の影響を受けて1993（平成5）年から1994（平成6）年にかけて起こった心不全の死亡率の急激な減少がある．心不全の死亡率が減少した一方で，虚血性心疾患や脳血管疾患，悪性新生物などの死亡率の増加がみられた．また2017（平成29）年にICD-10（2013年版）が適用され，原死因選択ルールの明確化が行われたことにより，これまでは，がん，心疾患，肺炎，脳血管疾患の順番であったが，肺炎の死因順位が後退した．

死因の順位は疾病構造の変化を表す重要な指標の1つであるが，短期的な大きな変動は制度上の変化によるもので，疾病構造の変化が原因でない場合が多いことに留意する必要がある．

生虫症の死亡者数は24,759人で1.8%を占めた．死亡者数は敗血症がもっとも多く10,213人であり，次いでウイルス肝炎が3,743人，腸管感染症が2,358人，結核が2,306人であった．呼吸器系疾患ではインフルエンザが2,569人であった．

3 検疫と予防接種

a 検疫

国内（地域）で発症しない感染症については，感染源を国内やその地域にもち込まないことが重要である．海外（地域外）からヒトや動植物が入国（地域に入る）するさいに，これらの感染症にかかっていないことをチェックするのが検疫である．検疫はペスト（黒死病）が流行した14世紀のヴェネツィアにて，疑わしい船舶を沖合で40日間停泊させ，患者が発生するかを確認したことが始まりともいわれている．

　わが国の検疫は検疫法によって規定されている．検疫感染症は，感染症の1類感染症や国内に常在しない感染症のうち，その病原体が国内に侵入することを防止するために政令で定めた感染症である．検疫法によってこれらの疾患に感染あるいは類似症を発症している場合は，感染症の種類に応じた医療機関への入院を行う隔離，あるいは感染症の発症のおそれがある者を感染症の種類に応じた医療機関へと入院させる停留の措置がとられる．また，入出国管理および難民認定法では，外国人（永住権保有者は除く）については1～2類感染症，指定感染症，新感染症に感染している者はわが国への上陸が許可されない．日本国内の検疫についてはヒトを対象としたものはないが，植物防疫法によって沖縄県や奄美諸島などからその他の地域への一定の植物などの移動を禁止している．

b　予防接種

　予防接種は細菌やウイルスなどへの免疫力をつけるために行う．予防接種に用いるワクチンには，体内に細菌やウイルスを通常の人では発症しない程度まで弱毒化した生ワクチン，抗原性のみを維持し病原体を不活化した不活化ワクチンがある．これらをあらかじめ投与して細菌やウイルスなどへの免疫をつけることで，感染による発症を予防する．

　集団感染をひき起こしやすい感染症においては，集団の一定割合があらかじめ免疫を獲得している場合は，その集団全体での発症を大幅に抑制できることが知られている．予防接種は個々人の疾患発症の予防のみならず，社会全体の発症率を低下させる意味で公衆衛生学的にも非常に需要である．ある病原体への免疫をもたない集団でその病原体が広まると，爆発的に感染者が増加するパンデミックをひき起こすことがある．

コラム

肺炎球菌ワクチン

　わが国では定期予防接種の肺炎球菌のワクチンは小児用と高齢者用に分けられている．
　予防接種の目的は，小児では主に肺炎球菌による細菌性髄膜炎などを予防することであり，高齢者では肺炎の予防である．そのため，小児用ワクチン（13価肺炎球菌結合型ワクチン）は小児でも免疫獲得がしやすいように免疫原性を高める工夫がしてあり，高齢者で定期予防接種に使用されるワクチン（23価肺炎球菌莢膜多糖体ワクチン）は対応する肺炎球菌の型は多いものの，2歳未満では免疫獲得が十分に得られないといった違いがある．
　13価肺炎球菌結合型ワクチンは，小児のみならず高齢者にも適応がある（高齢者は任意接種）．しかし，2019（令和元）年7月時点では高齢者用肺炎球菌の定期予防接種のワクチンとしては認められていない．

表 7-3 定期予防接種の対象となるワクチンの種類 (2018 年 4 月現在)

種 類		対象疾患	ワクチン名	標準的な接種年齢	回 数
A類疾患	生ワクチン	結核	BCG	生後 5〜8 ヵ月未満	1 回
		麻疹 風疹	麻疹風疹混合（MR） また麻疹および風疹	第 1 期 12〜24 ヵ月未満	1 回
				第 2 期 5〜7 歳未満（小学校 就学前の 1 年間にあ る者）	1 回
		水痘	水痘	生後 12〜15 ヵ月未満（初回）	2 回
	不活化ワクチン	ジフテリア 百日咳 破傷風 不活化ポリオ	4 種混合（ジフテリ ア，百日咳，破傷風， 不活化ポリオ）	第 1 期 生後 3〜12 ヵ月未満	4 回
			2 種混合（ジフテリ ア，破傷風）	第 2 期 11〜12 歳未満	1 回
		日本脳炎	日本脳炎	第 1 期 3〜4 歳未満	2 回
				追加 4〜5 歳未満	1 回
				第 2 期 9〜10 歳未満	1 回
		b 型インフルエンザ菌	Hib	生後 2〜7 ヵ月未満（初回）	4 回
		肺炎球菌	13 価結合型（小児）	初回 生後 2〜7 ヵ月未満	3 回
				追加 生後 12〜15 ヵ月未満	1 回
		B 型肝炎ウイルス	B 型肝炎	生後 2〜9 ヵ月未満	3 回
		ヒトパピローマウイルス	2 価または 4 価	13 歳	3 回
B類疾患		インフルエンザ	インフルエンザ	65 歳以上 毎年	1 回
		肺炎球菌	23 価多糖（高齢者）	65 歳	1 回

※予防接種法に基づく定期予防接種

　予防接種法によって，重篤な疾患として集団予防に重点が置かれている **A** 類感染症と，個人予防に重点が置かれている **B** 類感染症が指定されている．A 類感染症では接種勧奨や本人の努力義務が定められている．定期予防接種は，A 類および B 類のうち政令に定めた疾患について，市町村長が期日および期間（政令で接種対象年齢が定められている）を指定して予防接種を行うものをいう．

　2018（平成 30）年 4 月現在は，**表 7-3** に示したように A 類感染症のジフテリア，百日咳，ポリオ，破傷風，麻疹，風疹，日本脳炎，結核（BCG），b 型インフルエンザ菌，肺炎球菌（小児用），ヒトパピローマウイルス感染症，水痘，B 型肝炎ウイルスと，B 類感染症のインフルエンザ，肺炎球菌（高齢者用）が定期予防接種の対象となっている．ヒトパピローマウイルス感染症（子宮頸がん予防ワクチン）は A 類感染症に指定されており定期予防接種の対象疾患であるが，2019（令和元）年 7 月時点では積極的な接種勧奨の一時差し控えの対応

がとられている.

F. 精神疾患

1 主な精神疾患

　厚生労働省の患者調査によると，精神疾患患者は 2017（平成 29）年には 348 万人に達し，年々増加傾向が続いている．疾患別ではもっとも多いのが気分（感情）障害で 128 万人，次いで統合失調症などが 79 万人，神経症性障害などが 83 万人などとなっている．入院患者数は緩やかに減少傾向であり，2017（平成 29）年には精神疾患が 25 万人であった．そのうち 15 万人が統合失調症などとなっている.

2 精神保健対策

　精神保健福祉政策の改革ビジョンとして，これまでの入院医療中心から地域生活中心への改革を進めるために国民の理解の進化，精神医療の改革，地域生活支援の強化が 2004（平成 16）年から取り組まれている．この取り組みを受けて精神疾患の入院患者数は緩やかに減少傾向にあるが，2017（平成 29）年の患者調査では精神病床での推計入院患者は 28 万人，入院期間が 5 年以上の患者は 9 万人であり，1 年を超えていた平均在院日数は年々減少しているものの精神病床における精神疾患の退院者平均在院日数は 330 日（精神疾患の退院者平均在院日数は 277 日）となっている．精神障害者の地域生活支援として 2013（平成 25）年には障害者総合支援法が施行され，精神障害者の地域移行・地域定着の支援事業が行われている.

　2017（平成 29）年の人口動態統計によると，わが国では自殺が死因の第 9 位で，年間 20,465 人が死亡している．男女別にみると男性で第 9 位を占めている．1990 年代後半から 2000 年代にかけて自殺の死亡率が高かったが，近年は減少傾向にある．自殺対策は自殺対策基本法に基づき 2007（平成 19）年に自殺総合対策大綱が定められ，おおむね 5 年ごとに見直しが行われており，2017（平成 29）年には「自殺総合対策大綱―誰も自殺に追い込まれることのない社会の実現を目指して―」が定められた.

　2017（平成 29）年の自殺総合対策大綱では，年間自殺者数は減少傾向にあるが非常事態は依然として続いているとして，地域レベルでの実践的な取り組みの推進や若者の自殺対策の推進，先進国の現在の水準まで自殺死亡率を減少させことを目指して，2026（令和 8）年までに 2015（平成 27）年比で 30％以上の減少を目標とすることがあげられている.

G. その他の疾患

1 慢性腎臓病（CKD）

　慢性腎臓病 chronic kidney disease（**CKD**）は近年，循環器疾患の危険因子として注目されてきた疾患概念である．日本腎臓病学会の「CKD 診療ガイド 2012」によると，2008（平成 20）年の特定健診受診者を用いた検討では推算糸球体濾過量（eGFR）が 60 mL/min/1.73 m^2 未満の割合は 15％であった．CKD の原因としては一次性腎疾患では慢性糸球体腎炎などが，二次性腎疾患では糖尿病性腎症がもっとも多い．

　日本腎臓学会による「エビデンスに基づく CKD 診療ガイドライン 2018」では，CKD は，①尿検査や血液検査，画像所見，病理所見などで腎障害の存在が明らかであること，②糸球体濾過量（GFR）が 60 mL/min/1.73 m^2 未満であること，のいずれか，または両方が 3 ヵ月以上持続することで診断する．GFR の値として，日常診療では血清クレアチニンより算出した eGFR が用いられる．Kidney Disease：Improving Global Outcomes（KDIGO）の CKD ガイドラインを日本人用に改変した，GFR と尿中アルブミン量（尿中タンパク量）の区分によってステージ分類が行われ，診療や治療の目安とされている．

2 慢性閉塞性肺疾患（COPD）

　慢性閉塞性肺疾患 chronic obstructive pulmonary disease（**COPD**）は喫煙などによる肺の慢性的な炎症によって生じる疾患で，加齢とともに進行することが多く，最終的には日常生活程度の労作においても呼吸困難を呈し，日常生活を行うことが困難となる．治療方法は対症療法が主で酸素吸入などが行われている．2017（平成 29）年の人口動態統計によると，COPD は男性の死因第 8 位であった．主な危険因子は喫煙である．

　COPD は，気管支拡張薬投与後の呼吸機能検査（スパイロメトリー）で 1 秒率が 70％未満であり，他の閉塞性気道障害をきたす疾患が除外できることで診断する．

3 認知症

　認知症は，一度獲得した認知機能がその後の加齢の影響によって低下してくる病態である．原因によってアルツハイマー型，脳血管疾患型，両方が原因と考えられる混合型などに分類される．認知症の患者数は 2017（平成 29）年の患者調査によると総患者数は血管性および詳細不明の認知症が 14 万人，アルツハイマー病が 56 万人であり，受診していない者も含めると数百万人に達すると推計されている．厚生労働省によると 2012（平成 24）年時点で有病者は 450 万人を超えると推計されている．

④ 難病法と難病対策

　難病対策は 1972（昭和 47）年以降，特定疾患治療研究事業として研究推進および医療費負担の軽減を目的とした予算事業として実施されてきた．難病の患者に対する医療等に関する法律（難病法）に基づき 2015（平成 27）年以降は難病に関する医療費助成制度の確立と，調査研究の推進などがはかられることとなった．

　難病は発症の機構が明らかでなく治療方法が確立しておらず，希少な疾患でありかつ長期の療養を必要とするものとされている．うち指定難病は医療費助成の対象とする疾患で，難病のうち患者数が一定数以下であり，診断基準や準ずるものが確立している難病で厚生労働大臣が指定した疾患とされた．指定難病は，特定疾患治療研究事業の対象疾患は 56 疾病であったが，2018（平成 30）年には 331 疾患となっている．

　医療費助成は自己負担が 2 割かつ所得に応じた自己負担限度額が定められている．また難病患者支援では医療面のみならず，仕事との両立支援，福祉サービスなどの体制整備も進められた．また 2013（平成 25）年から障害者総合支援法の障害児・者の対象に難病などが加えられ，障害福祉サービスが受けられるようになった．

📖 練 習 問 題

　1)　がんの死亡率の推移について説明しなさい．
　2)　感染症とがんとの関係および予防対策について説明しなさい．
　3)　循環器疾患の死亡率の推移について脳血管疾患と心疾患に分けて説明しなさい．
　4)　わが国と欧米諸国における循環器疾患の違いについて説明しなさい．
　5)　循環器疾患の予防対策について説明しなさい．
　6)　定期予防接種について説明しなさい．

第8章

地域の保健予防システム

　従来成人病と呼ばれていた悪性新生物，心疾患，脳血管疾患は，生活習慣と密接に関連しており，これらの疾病の予防には生活習慣の改善が重要であることから，1996（平成8）年12月の公衆衛生審議会の意見具申により生活習慣病という概念が導入された．このことは，疾病の予防においても早期発見，早期治療に重点を置いた二次予防，機能回復・維持を目的とした三次予防だけでなく，健康を増進し疾病の発症そのものを予防する一次予防を基盤とした総合的な予防対策へと変化をもたらした．

　地域においては，保健所が発足当初より地域の公衆衛生活動の第一線機関として重要な役割を果たしてきたが，疾病構造の変化に伴い，その役割が変化している．1994（平成6）年には保健所法に代わり地域保健法が成立し，国，都道府県，市町村の責務が明確に規定され，市町村保健センターが法定化された．住民に身近で頻度の高い母子保健サービス，高齢者保健サービスは市町村の業務とし，保健所は地域保健の広域的，専門的，技術的拠点として機能を求められることとなった．

A. 原則と考え方

　第二次世界大戦後の急激な社会の変化は，あらゆる分野の変革をもたらしたが，保健医療の分野も例外ではない．

　戦後間もなくは，死因のトップは結核が占めていたが，1951（昭和26）年に脳血管疾患が死因の1位になって以降は，主要死因は脳血管疾患，悪性新生物，心疾患で占められるようになった．結核などの感染症に対する取り組みでは，保健所を中心とした行政の対応が大きな威力を発揮した．感染症の病原体はそのほとんどが解明され，対応策が確立されているが，近年，腸管出血性大腸菌感染症や輸入感染症などの新たな感染症対策が求められ，1999（平成11）年4月に感染症の予防及び感染症の患者に対する医療に関する法律（感染症法）が施行された．

　生活習慣病に対する対策は，結核対策と異なり，行政による上からの指導だけでは十分な成果は期待できない．生活習慣病の原因は，食生活をはじめとして多要因的であり，予防対策は住民の自主的な参加によるところが大きい．すなわち医療機関，保健所，市区町村，その他関連諸機関との連携が非常に大切といえる．

　老年人口の増加に伴い，医療費の増加が著しいことも保健医療体制の見直しが求められている大きな理由の1つとなっている．治療に重点を置いた疾病対策では医療費の膨張は避けられず，若年層を含めた予防体制の確立が求められている．学校における保健教育，身体活動量の増加，各地域における健康教育，健康診査事後指導の充実など，多重的な活動によって地域における健康的な生活習慣の確立が可能となる．

B.　保健所の役割

1　保健所の歴史

　保健所は，1937（昭和12）年に保健所法がはじめて公布され正式に発足したが，発足当初は結核，急性感染症，寄生虫，母子衛生などを主とした相談指導と予防対策が中心であった．第二次世界大戦後，1947（昭和22）年には保健所法が全面改正され，それまで警察が行ってきた衛生関係業務を含め，衛生行政の第一線機関として再出発した．また，1994（平成6）年には保健所法に代わって新たに地域保健法が制定され，保健所に関する規定が整備された．都道府県が設置する保健所は，地域保健の専門的，技術的拠点として機能を強化し，保健・医療・福祉の連携をはかる観点から二次医療圏または高齢者保健福祉圏との整合性を考慮し管轄区域の見直し，規模の拡大をはかることとした．

2　保健所数

　地域保健法第5条より「保健所は，都道府県，地方自治法第252条の19第1項の指定都市，同法第252条の22第1項の中核市その他の政令で定める市又は特別区が，これを設置地する」としている．2019（平成31）年4月1日現在，全国472ヵ所に設置されている．内訳は，都道府県359，地域保健法施行令により指定された政令市（84市）90，特別区（23区）23となっている．1990（平成2）年3月31日現在と比較すると，**表8-1**に示すように，全体では378保健所（44.5％）減少した．とくに特別区での減少割合が大きいことがわか

表8-1　設置者別保健所数の変化

	1990 年	2019 年	増減 （%）
総　数	850 （100）	472	−378 （−44.5）
都道府県	634 （74.6）	359 （76.1）	−275 （−43.4）
政令市	163 （19.2） [32 市]	90 （19.1） [84 市]	−73 （−44.9）
特別区	53 （6.2）	23 （4.9）	−30 （−56.6）

［厚生省健康政策局計画課（1990 年 3 月 31 日現在），
厚生労働省健康局地域保健室（2019 年 4 月 1 日現在）資料をもとに作成］

る．政令市の基準はそれまでの人口 30 万人以上から 20 万人以上に緩和されたことから，政令市の数は増加したが保健所数では，むしろ減少している．

③ 保健所の職員

　保健所には，医師，歯科医師，薬剤師，獣医師，保健師，診療放射線技師，臨床検査技師，管理栄養士など保健所の業務を行うために必要な職員が配置されている．保健所長は，医師であって，かつ，3 年以上公衆衛生の実務に従事した経験がある者であるか，国立保健医療科学院の専門課程を修了した者であるか，その有する技術または経験が前二者に匹敵するものでなくてはならないとされているが，2004（平成 16）年 11 月の地域保健法施行令の改正により，医師の確保が著しく困難である場合において医師と同等以上の公衆衛生行政に必要な専門的知識を有すると認めた技術職員を保健所長とすることができることとなった．

④ 保健所の業務

a 業務事項

　保健所は，地方における公衆衛生の向上および増進をはかるため設置されているが，その事業としては以下の事項が定められている．
①地域保健に関する思想の普及および向上に関する事項
②人口動態統計その他地域保健統計に関する事項
③栄養の改善および食品衛生に関する事項
④住宅，水道，下水道，廃棄物の処理，清掃その他の環境衛生に関する事項
⑤医事および薬事に関する事項
⑥保健師に関する事項
⑦公共医療事業の向上および増進に関する事項
⑧母性，乳幼児，老人の保健に関する事項
⑨歯科保健に関する事項
⑩精神保健に関する事項
⑪治療方法が確立していない疾病，その他特殊な疾病により長期の療養を必要とする者の保健に関する事項
⑫エイズ，結核，性病，感染症その他の疾病の予防に関する事項
⑬衛生上の試験および検査に関する事項
⑭その他地域住民の健康の保持および増進に関する事項
　さらに必要に応じて，①地域保健に関する情報の収集，整理，活用，②調査・研究，③歯科疾患その他厚生労働大臣の指定する疾病の治療，④試験・検査および医師などに試験・検査施設を利用させること，⑤市町村相互の連絡調整，市町村の求めにより市町村職員の研修など援助を行うことができる．

b　業務形態

　業務形態の分類からみると，指導業務，試験・検査，各種法規によって保健所長の職務とされている事務，知事から委任されている事務，経由事務に区別される．

指導業務：指導業務には市町村の健康診査の事後指導では対応できない未熟児訪問指導，養育医療，障害児の療育指導，慢性疾患児の療育指導，専門的な栄養指導などがある．

試験・検査：保健所は地域住民の健康の保持および増進をはかるため衛生上必要な試験・検査設備，X線装置その他必要な設備を備えることとなっているが，最近の検査設備の高度化，複雑化により特定の保健所に機能を集中して設備を充実させる傾向がみられる．

各種法規により保健所長の職務とされている事務：感染症法，精神保健および精神障害者福祉に関する法律（精神保健福祉法），食品衛生法，医療法など各種の法規により公衆衛生の専門家としての保健所長の職務とされている事務である．

知事（政令市の市長，特別区の区長）から委任されている事務：地方公共団体に固有の事務のほか，国の機関として知事（市長，区長）が処理する事務のうち，公衆衛生に関するものの多くは保健所長に委任されている．

経由事務：地方保健と関連のある国，都道府県の事務の多くは保健所を窓口として取り扱っている．代表的な事務として，人口動態統計，各種免許事務，特定疾患の医療費公費負担事務，精神障害者の措置入院事務などがある．

C.　市町村保健センターの役割

　従来，公衆衛生活動は保健所が中心的な役割を果たしてきたが，地域住民に密着した総合的な保健サービスを提供できるような施設として1978(昭和53)年から市町村保健センターが整備されている．1994（平成6）年7月に施行された地域保健法により，市町村保健センターは法律により明確に位置づけられ，住民に対し，健康相談，保健指導および健康診査その他地域保健に関し必要な事業を行う拠点とされている．

　市町村保健センターの設置主体は市町村長であり，市町村に配置されている保健師らが主力となり，保健所，医師会，地区組織などの協力を得て各種の対人保健サービスを展開している．市町村保健センターは，保健所のような行政機関としてではなく市町村レベルでの健康づくり推進のための「場」として位置づけられている．2017（平成29）年4月現在で2,456ヵ所整備された（**表8-2**）．

表 8-2　保健所と市町村保健センターの役割

保健所	根拠法	市町村保健センター
地域保健法	根拠法	地域保健法
全国 469 ヵ所（2018 年 4 月 1 日現在） 　都道府県 360 ヵ所 　政令市（80 市）86 ヵ所 　特別区（23 区）23 ヵ所	設置および数	全国 2,456 ヵ所 　（2017 年 4 月 1 日現在）
医師（原則）	所長	医師である必要はない
医師, 獣医師, 薬剤師, 保健師, 管理栄養士, など	専門職員	保健師が主, 看護師, 薬剤師, 歯科衛生士, 管理栄養士, 栄養士, など
公衆衛生活動を担う最先端の機関 広域的・専門的サービス 精神福祉, 難病, 結核・感染症, 小児慢性特定疾病	役割	対人保健活動の拠点 地域的・一般的サービス 乳幼児健診, 予防接種, 健康相談・健診, 保健指導, 介護事業, 訪問事業
あり（食品衛生, 環境衛生, 医事・薬事）	監督的役割	なし
情報収集・整理・活用, 調査研究, 市町村相互の連絡調整	その他	

D.　保健師の役割

　保健師は, 保健師助産師看護師法において「厚生労働大臣の免許を受けて, 保健師の名称を用いて, 保健指導に従事することを業とする者」と定義されている. 保健師活動は, 保健所および市町村における対人保健サービスの中心となるきわめて重要な活動である. その活動は所属機関により, 都道府県, 市町村, 政令市・特別区に区分することができる.

1　都道府県保健所保健師

　都道府県保健所保健師は, 以下のような広範囲な活動をしている.
①保健所内の他職種, 市町村や関係機関の協力を得て広域的な健康課題を把握し, 解決に取り組む
②精神保健福祉対策, 難病対策, 結核・感染症対策, エイズ対策, 児童虐待予防対策などの専門的保健サービスの提供
③健康危機管理への迅速かつ的確な対応のための体制づくり
④新たな健康課題への先駆的な保健活動の実施と事業化・普及
⑤生活衛生, 食品衛生に関連する健康問題の解決
⑥地域の健康情報の収集・分析・提供, 調査研究, 各種保健計画の策定, 保健・医療・福祉の包括的なシステムの構築
⑦市町村への技術的な助言と支援, 連絡調整

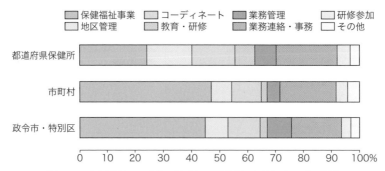

図 8-1　保健所および市区町村の保健師の活動項目別の割合
[厚生労働省：保健師活動領域調査，2015 をもとに作成]

2　市町村保健師

　市町村保健師は，対人保健活動の拠点として，以下のようなより身近な健康問題に取り組んでいる．
①健康増進，老人保健，介護予防，母子保健，児童虐待予防，精神保健福祉，障害者福祉などについて関係者と協働して企画・立案，実施，評価
②住民，関係機関と連携し，各種保健計画の策定と事業の実施
③介護保険事業計画，障害者プラン，まちづくり計画の策定参加と活動
④保健，医療，福祉などの連携・調整をはかり地域ケアシステムを構築

3　政令市・特別区保健師

　政令市・特別区の保健師は，都道府県保健所保健師と市町村保健師の活動を併せて行うこととされている．

4　保健師の活動状況

　所属機関別にみた保健師の活動状況を図 8-1 に示す．地域の情報収集・分析，活動計画などの地区管理活動は都道府県保健所で多く，保健福祉事業は市町村，政令市・特別区で多いことがわかる．また，サービスが総合的かつ円滑に提供されるためのコーディネートや研修参加活動は都道府県保健所のほうが多い傾向がみられる．

E.　食生活の改善と栄養士の役割

1　食生活改善への取り組み

　生活習慣病と食生活との関連が明らかになるにつれて，日常の食生活の見直しが大きな課

題となっている．1955（昭和30）年には脂質からのエネルギーは8.7％であったのが，2000（平成12）年には26.5％まで増加した．2003（平成15）年には減少に転じたが，適正な成人の脂肪エネルギー比率は20〜25％とされており，現状としては過半数の者が脂質から過剰にエネルギーを摂取している．背景には，主に動物性タンパク質，動物性脂質の摂取量の増大があり，その結果，国民の血清総コレステロール値の大幅な上昇をもたらした．血清総コレステロール値の上昇は，動脈硬化を促進させることが知られており，今後のわが国における，虚血性心疾患の増加が心配されている．また，血圧は低下傾向を示しているものの，男性ではすべての年齢階級で，女性では60歳以上の高齢者で，肥満となるbody mass index［体重（kg）/身長（m）^{2}］が25以上の者が増加傾向を示しており，注意を要する状況となっている．肥満は，脂質異常症，高血圧，糖尿病のすべてのリスクの上昇に関与しており，肥満単独の影響よりもこれらの危険因子を介した循環器疾患への影響が大きい．

　地域においては，食生活改善推進員が全国で養成されており，地域の食生活改善のリーダーとして活躍している．現在の食事指導は以前に比べ複雑になっている．エネルギーや栄養素において過剰な者と不足している者が同時に存在しているため，個人の栄養摂取状況を客観的に評価し，個人個人に合った指導をすることが求められている．

2　栄養士の役割

　食生活との関連が密接である生活習慣病が主な死因となっている現在，専門技術者である栄養士の役割は，今までにも増して重要であるといえる．とりわけ，最近では疾病構造が多様化しており，集団指導とともに個々の疾病に応じた指導も大切となっている．さらに，高齢者の増加から同一人が複数の疾病を抱えている場合も多く，指導において医師，保健師，看護師など他の医療従事者との連携強化が重要となっている．

　栄養士法は，栄養士の定義，免許，管理栄養士の登録などについて規定しており，1948（昭和23）年に施行された．栄養士とは，「栄養士の名称を用いて栄養の指導に従事することを業とする者」をいい，高校卒業後，厚生労働大臣の指定した養成施設において2年以上必要な知識・技術を習得し，都道府県知事により免許を受けるものをいう．管理栄養士とは，「栄養士の業務であって複雑または困難なものを行う的確性を有する者として登録された栄養士」をいい，一定の要件を備え国家試験に合格した者が登録される．

　栄養士法施行令では，免許証の訂正および再交付，栄養士名簿，管理栄養士の登録，登録証の交付，養成施設の指定基準，栄養士試験，管理栄養士試験について規定している．栄養士法施行規則では，栄養士の免許，管理栄養士の登録，養成施設，試験の詳細について定められている．

　また，健康増進法から特定多人数に対して通例として継続的に1回100食以上または1日250食以上の食事を供給する施設（特定給食施設）の設置者は，栄養士を置くように努めることとなっている．また，1回300食以上または1日750食以上の食事を供給する集団給食施設の設置者は，施設の栄養士のうち少なくとも1人は管理栄養士を置くよう努めなければならないとされている．

　2002（平成14）年には栄養士法の一部を改正する法律が施行され，高度で専門的な知識と技術をもち，傷病者に対する療養のため必要な栄養の指導などの業務に対応する管理栄養士の育成をはかることを目的としている．この趣旨を踏まえて，管理栄養士・栄養士養成カリキュラムが改正された．基本的な考え方は以下のとおりである．

①管理栄養士が果たすべき多様な専門領域に関する基本となる能力を養う

②管理栄養士に必要とされる知識，技能，態度，考え方の基本的能力を養う

③チーム医療の重要性を理解し，他職種や患者とのコミュニケーションを円滑に進める能力を養う

④公衆衛生を理解し，保健・医療・福祉・介護システムの中で，栄養・給食関連サービスのマネジメントを行うことができる能力を養う

⑤健康の保持増進，疾病の一次・二次・三次予防のための栄養指導を行う能力を養う

　2015（平成27）年度（平成28年3月実施）管理栄養士国家試験から新しい国家試験出題基準に基づき試験が行われている．

　栄養指導員は，都道府県，保健所を設置する市または特別区の技術吏員で医師または管理栄養士の資格を有する者について都道府県知事，市長または区長が任命することとなっており，食品の栄養上合理的な消費，栄養効果の十分な給食の実施，給食担当者の栄養に関する知識の向上および食品の調理方法の改善などについて，必要な援助および指導を行って，住民の栄養状態の改善に努めることとなっている．

3　その他

　健康増進に従事する運動指導員については栄養士のような身分法はないが，生活習慣病をもつ者が過度の運動をすることにより，血圧が上昇し予期しない事故が発生するなどの問題が生じる可能性もある．運動についての正しい知識・技術をもった指導者の養成が急がれたことから，厚生労働省は1988（昭和63）年から運動プログラムを作成し，運動指導を行うマンパワーとして健康運動指導士の養成を開始している．また，作成された運動プログラムに従って運動指導を行うマンパワーとして，1989（平成元）年から健康運動実践指導者が養成されている．両者の養成については，財団法人健康・体力づくり事業財団が行っている．健康運動指導士養成コースは約1ヵ月であり，健康運動実践指導者養成コースは約10日間となっている．さらに地域における運動の推進のために，1988（昭和63）年から運動普及推進員の養成が行われている．

F.　災害・健康危機管理対策

　2011（平成23）年3月11日に発生した東日本大震災は，宮城県，岩手県，福島県を主な被災地として1万9千人の犠牲者を出すという戦後最悪の自然災害となった．東日本大震災の大きな特徴は，陸前高田市や大槌町のように自治体の職員の約4分の1が犠牲になり，市

役所や役場庁舎が破壊され，住民基本台帳などのもっとも基本的な情報を喪失してしまったことにある．その結果，通常は災害発生時に，当該自治体から県，国に支援要請を行うことになっている今の災害時のシステムでは対応できない事態が発生した．また，通信網も破壊され，県，国と連絡をとる手段も失う結果となった．そのような状況で，一時は45万人を超える人々が避難所生活を強いられ，保健，医療，福祉のすべての面で困難な事態が発生した．

急性期には食料の確保困難，調理施設の不足，医薬品の不足，衛生状態の悪化，飲料水の確保困難，インフルエンザやノロウイルスの発生，暖房の不足，プライバシーの確保困難など，多重の問題が発生した．その結果，塩分の多いインスタント食品を摂取せざるを得ず，新鮮な野菜や果物が不足したことやストレスにより，血圧が上昇する症例が多数みられた．避難所には医師・保健師・看護師・栄養士のチームが全国から応援に入った．大規模な避難所には仮設の診療所が設置され，医師による診察のほか，保健師，看護師，栄養士による健康状態の聞きとり調査が実施された．

また，肉親や友人の喪失，家屋の全壊・半壊，失業，津波の映像のフラッシュバックなどにより，不眠を訴える者やうつ傾向を示す者が多数みられたため，精神科医や臨床心理士といった，こころのケアチームによる相談が実施され，必要に応じて精神安定剤，睡眠薬などの薬が処方された．避難所では1人当たりのスペースがきわめて狭いため動き回ることができず，深部静脈血栓症（エコノミークラス症候群）の発生がみられたために，健康運動指導士や健康運動実践指導者が避難所を訪問し全員の運動を促し，発生の予防に努めた．

大震災発生から8年以上経過しても，被災地の住民には不眠・抑うつの症状は依然として多く認められている．こころのケアには数年から10年単位の持続的な支援が必要と考えられており，大規模な被災を受けた3県ではその支援体制を整えているところである．岩手県では，岩手医科大学にこころのケアセンターの本部を設置し，被災した沿岸の4ヵ所に支所を設置し，被災者の支援に当たっている．

厚生労働省では，今回の大震災を契機に急性期の災害派遣医療チームDMAT（disaster medical assistance team）に続く，亜急性期，慢性期の支援のための災害時健康危機管理支援チームDHEAT（disaster health emergency assistance team）を創設，2016（平成28）年度より，研修を制度化に先行してスタートさせた．DHEATの任務は，被災都道府県などが担う，急性期から慢性期までの医療提供体制の再構築，および避難所などにおける保健予防活動と生活環境衛生の確保にかかわる指揮調整機能を支援することを通じ，防ぎえた死，ならびに二次的健康被害の最小化をはかることにある．2017（平成29）年7月には「大規模災害時の保健医療活動に係る体制の整備について」，2018（平成30）年3月には「災害時健康危機管理支援チーム活動要領について」の通知が出され，その後，西日本豪雨では被害が大きかった岡山県へDHEAT派遣がなされるなど，制度として動き出した．

G.　食品衛生法

　食品衛生法は 1947（昭和 22）年に公布され，2014（平成 26）年に最終改正がなされている．目的は規制その他の措置により食品の安全性を確保することにある．国，都道府県，政令市の責務としては，正しい知識を普及し，情報の収集・分析を実施し，総合的な施策を実施することとなっている．国においては，輸入食品，添加物，器具，容器包装についての検査体制の整備と国際的連携を確保することとされている．

　食品とは，医薬品，医薬部外品を除くすべての飲食物を指す．添加物とは食品の加工，保存の目的で，添加，混和，浸潤などの方法で使用するものを指す．天然香料とは動植物から得られたもので，着香を目的に使用する物質を指す．

　販売用の食品または添加物は清潔で衛生的に扱わなければならない．腐敗物，有毒物，病原微生物により汚染された物，不潔な物，異物の混入した物，無害の確証がない食品，疾病にかかった獣畜・家きんは販売してはならないし輸入も禁止されている．販売用食品・食品添加物の基準・規格については，薬事・食品衛生審査会の意見を聞き定めることとなっている．基準に合わないものの販売・輸入は禁止されている．農薬・動物用医薬品の残留が，健康を損なうおそれのない量を超えるものについては販売できない．1996（平成 8）年 5 月には牛乳，加工乳，アイスクリームなどについて総合衛生管理製造過程の承認制度が導入され，食品企業が **HACCP**（hazard analysis and critical control point）による衛生管理の手法を用いて自ら作成した食品の製造・加工の方法について，厚生労働大臣が承認すれば食品衛生法に定めた方法でなくても製造できることとなった．なお，同承認制度は「HACCP に

コラム

法・政令・省令

　国の法令は厳しい縦関係にある．まず一番上にあるのが，国会の可決を経て成立・公布される「法（法律）」であり，次いで内閣が制定する「政令」，そして，各府省の大臣が，法律・政令を施行するために，その担当する事務について出す「省令」がくる（**表**）．この 3 つを合わせて，法令と呼ぶ．

表　法令

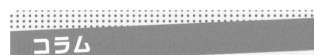

法　令	制　定	表　記
法（法律）	国会	○○法
政令	内閣	○○施行令
省令・府令	各府省大臣	○○施行規則

沿った衛生管理」が制度化されるのに伴い，2020年に廃止，その後の事業者の実施状況については，保健所等が営業許可の更新時や通常の定期立ち入り検査などの際にHACCP原則の考え方に基づいて，衛生管理計画の作成や実践がなされているか監視指導が行われることとなった．

医師は，疑い例を含めて，食中毒患者を診断した場合または死体検案後に，ただちに（運用としては24時間以内に）最寄りの保健所長に届け出る義務がある（食品衛生法第59条）．届出を受けた保健所長は，そのほかに食中毒患者が発生しているときには，速やかに都道府県知事に報告し必要な調査を実施し，結果を報告することとなっている．知事は，一定数以上の食中毒患者が発生した場合には，調査結果も含めて厚生労働大臣に報告することとなっている．なお，厚生労働大臣は，患者発生が一定数以上または広域にわたり，危害防止上緊急を要する場合は，知事などに期限を定めて調査・報告を求めることができる．

原因調査上必要なときは，原則として遺族の同意を得て解剖に付する．しかし，解剖しなければ原因究明が困難な場合，または，重大な危害のおそれがある場合には同意を得なくても解剖を実施できることとなっている．

都道府県，政令市は，食中毒発生防止，食品衛生向上のために，食品業者への助言，指導，援助を行うよう努めることとされている．知事，政令市長は，食品業者の食品衛生の向上に関する自主活動の促進のために食品衛生推進員を委嘱することとされている．

練習問題

1) 保健所に置かれている職種をあげなさい．
2) 地域保健法によって定められている保健所の業務14項目をあげなさい．
3) 市町村保健センターの根拠法律，設置主体，意義について述べなさい．
4) 保健所の保健師活動と市町村の保健師活動の違いを述べなさい．
5) わが国の最近のエネルギーの栄養素別摂取構成比の変遷について述べなさい．

第9章

社会保障制度

A. 社会保障の概念

　社会保障とは安定した生活ができるように社会的サービスを提供することをいう．狭い意味では経済的保障のみを指す場合もある一方で，広い意味では公衆衛生も含まれる．社会保障は①保健・医療，②社会福祉，③所得保障，④雇用に整理することができる（**表 9-1**）．

　社会保障には，①所得の再配分（所得の高い人から税金などをたくさん集めて，所得の低い人により多くのサービスを提供することによって，格差を小さくする），②リスクの分散（病気，介護，失業，災害など個人の力だけでは対応しきれない問題で困っている人に対して，みんなから集めたお金で対応する），③社会の安定（暴動や治安の悪化などを防ぐ．また，誰もが自分の力を発揮できる社会にする）という3つの機能がある．リスクの分散のための制度としては社会保険があり，医療保険，年金保険，労災保険，雇用保険，介護保険がある．これらの詳細は各項目で解説する．

B. 医療制度

　保健・医療のうち，保健については，本書の各章でそれぞれ解説しているため，ここでは医療に特化して説明する．

表 9-1　社会保障の内容

項　目	内　容
保健・医療	医療体制，医療保険，公費医療，健康づくり，健診，食品・環境衛生など
社会福祉	高齢者福祉，障害者福祉，児童福祉，母子父子福祉など
所得保障	年金，生活保護など
雇　用	雇用確保，失業保険，労働災害保険など

① 医療保険制度

　わが国は，国民皆保険制度が実現しており，基本的にすべての国民は医療が必要となったさいに保険によってカバーされている．サラリーマンなどの被雇用者は，健康保険法によって規定されており，大企業については各企業の健康保険組合，中小企業については全国健康保険協会（協会けんぽ）が保険者となる．自営業者や無職の人などについては，国民健康保険法によって規定されており，市町村および都道府県などが保険者となる国民健康保険である．公務員や教職員などは，それぞれの共済組合が保険者となる．後期高齢者については高齢者の医療の確保に関する法律（高齢者医療確保法）で規定されている後期高齢者医療制度による医療保険となる．

　医療保険制度によって，以下のようにお金が回っている．まず，人々（被保険者）は普段から保険料を保険者に払い，保険証を受け取っている．病気になったときに，保険証をもって医療機関を受診する．そして診療サービスを受け，3割（年齢や所得により1割や2割）などの自己負担金を窓口で払う．医療機関は，残りの7割分などについて1ヵ月ごとに診療報酬明細書（レセプト）を作成して審査支払機関（支払基金や国民健康保険団体連合会）に請求する．審査支払基金は，請求された医療の内容が病名から考えて適切かを審査し，不適切な分を差し引いて診療報酬を医療機関に支払う．最後に，保険者が審査支払基金に医療費を払う．

② 医療施設と医療従事者

　医療施設は医療法によって規定されている．病院は20人以上の入院ができる医療施設である．診療所は入院を行っていないか，19人以下の入院ができる医療施設である．介護老人保健施設は，病院に入院する必要はないが，一定の医療を受ける必要のある人が入所する施設である．助産所は助産師が妊娠・出産・産褥（産後）期のケアを行う施設であり，9人以下の入所ができるものと入所は扱っていないものとがある．

　医療従事者としては，医師・歯科医師・薬剤師の3師，保健師・助産師・看護師・准看護師の看護職，管理栄養士・栄養士のほか，歯科衛生士などの歯科医療関係，理学療法士・作業療法士などのリハビリ関係，臨床検査技師・診療放射線技師などの検査・放射線関係，介護福祉士・社会福祉士・精神保健福祉士・公認心理師，介護支援専門員などの介護・福祉関係，救急救命士などさまざまな職種がある．それぞれ，医療機関以外にも多様な機関で活躍している．

③ 国民医療費

　わが国全体での国民医療費は2016（平成28）年現在では年間約42兆円，国民1人当たり約33万円である．国民医療費は年々増加しており，その理由としては，人口の高齢化，慢性疾患の増加，医療の高度化・体制整備などがある．国民医療費の中に占める割合の高い疾

患は，循環器系の疾患（高血圧，脳卒中，心臓病など），新生物（がん），筋骨格系および結合組織の疾患の順である．

4　公費医療制度

　医療費は医療保険制度によるものが原則であるが，税金から公費医療として支払われるものがある．公費医療には，意義として，国家賠償的，社会防衛的，社会福祉的なものに分けられる．国家賠償的なものとしては，予防接種による健康被害の救済措置や，原子爆弾による被爆者の医療費などがある．社会防衛的なものとしては，適切な医療を受けてもらわないと社会みんなが困るものであり，感染症，精神障害者の措置入院などがある．社会福祉的なものとしては，とても困っている人を救済するものであり，生活保護の医療扶助，障害者の自立支援医療，指定難病医療費助成制度，小児慢性特定疾患医療費助成制度，結核児童の療育給付，未熟児の養育医療などがある．制度によって，全額公費負担のものや，医療保険を使ったうえで，自己負担分の全部や一部が公費で支払われるものがある．また，自治体によって適用年齢などが異なるが，少子化対策の一環として，子どもの医療費の自己負担分について乳幼児医療費助成などが行われている．

5　医療法と医療計画

　医療法によって，医療施設，医療体制，医療安全などが定められている．

　医療法に基づき策定される**医療計画**は，必要な医療を確保するために都道府県が策定する．**5疾病**（がん，脳卒中，急性心筋梗塞，糖尿病，精神疾患），**5事業**（救急医療，災害時医療，へき地医療，周産期医療，小児医療），在宅医療，医療従事者，医療の安全の確保などについて定められている．一方で，療養病床・一般病床，精神病床，感染症病床，結核病床について基準病床数を算定し，病床数が過剰にならないようにしている．また，二次医療圏（一般的な入院医療体制を整備する地域単位，療養病床・一般病床の基準病床数を設定，全国で300余り），三次医療圏（特殊な医療を整備する地域単位，北海道と長野県以外は都道府県単位）の設定を行っている．なお，一次医療圏については法律上の規定はないが，身近な外来医療が提供される地域単位である．さらに，将来の病床数の必要量などの地域医療構想（地域医療ビジョン）も医療計画に記載するようになった．

　医療安全については，病院などの管理者は，医療事故（予期しなかった死亡など）が発生した場合にはその報告，原因の調査，指針策定や研修実施などによる発生防止を行うことが決められている．医療安全支援センターは，都道府県や保健所設置市が設置し，患者からの相談への対応や医療施設などへの研修などによって医療安全確保の支援を行う．医療事故調査・支援センターは，日本医療安全調査機構が厚生労働大臣の指定を受けて，医療事故報告の分析や普及啓発などを行っている．

6 保険者の役割とデータヘルス計画

　医療保険者の役割として，従来は保険料を徴収して，医療費を給付することが主であったが，医療費の上昇の中で特定健診・保健指導を始めとした保健予防活動や，重複受診の適正化やジェネリック医薬品の使用推進を含む医療費適正化にも積極的に取り組むようになった．

　医療保険者は，レセプトなどのデータの分析，それに基づく加入者の健康保持増進のための事業計画であるデータヘルス計画の策定，個別保健事業などの実施，評価など，PDCAサイクルを回すことが求められている．

C. 福祉制度

1 社会福祉

　福祉とは，広い意味では「幸福」のことであり，自治体や国はそもそも人々の福祉のために存在しているということもできる．ただ，幸福とは人によって感じ方がさまざまであり，人間の内面的なものでもある．そこで，社会福祉は社会において困っている人に対して，制度をつくることによって支援を行うものである．

　具体的には，児童福祉，母子父子福祉（母子家庭や父子家庭への支援），高齢者福祉（老人福祉），障害者福祉などがある．また，低所得者に対する生活保護，民生委員・児童委員をはじめとしたボランティア活動，老人クラブ，その他多様な活動が含まれる．

2 社会福祉施設

　社会福祉施設は，高齢者，児童，障害者，生活困窮者などに福祉サービスを提供する施設であり，それらの人々が自立してその能力を発揮できるよう，必要な日常生活の支援，技術の指導などを行うことを目的としている．老人デイサービスセンターなどの老人福祉施設，保育所や乳児院などの児童福祉施設をはじめとしたたくさんの種類がある．

3 障害者福祉

　障害者基本法，障害者総合支援法（障害者の日常生活及び社会生活を総合的に支援するための法律）と障害別の法律などにより，さまざまな障害者に対するサービスが提供されている．すべての障害者に共通の施策と，個別法による身体障害（身体障害者福祉法），知的障害（知的障害者福祉法），精神障害（精神保健及び精神障害者福祉に関する法律〈精神保健福祉法〉）のそれぞれへの施策とがある．過去には障害の種類別のサービス体系であったが，障害者総合支援法によって障害の種類によらずに同様のサービスが受けられるようになって

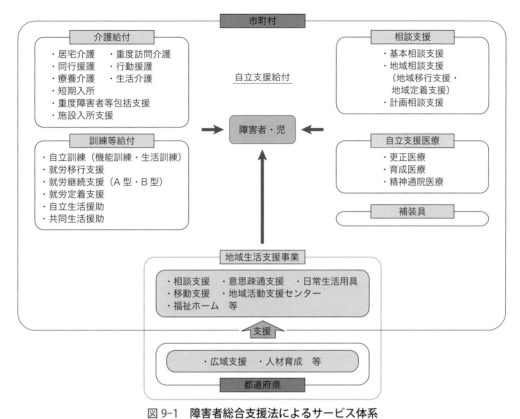

図 9-1　障害者総合支援法によるサービス体系

［内閣府：令和元年版障害者白書（https://www.8.cao.go.jp/shougai/whitepaper/r01hakusho/zenbun/pdf/s3_1-1.pdf）（最終アクセ
ス 2020 年 1 月 31 日）をもとに作成］

いる.

　最近は，精神障害の一種として，発達障害などについての施策も行われるようになってき
た.発達障害は，発達障害者支援法で規定されており，広汎性発達障害（自閉症など），学
習障害，注意欠陥・多動性障害，その他が含まれ，通常，低年齢で発症する脳機能の障害で
ある.18 歳未満の身体障害，知的障害，精神障害については，児童福祉法で規定されてい
る.

　障害者総合支援法によるサービスは，自立支援給付と地域生活支援事業に大別される（**図
9-1**）.自立支援給付には，介護給付（居宅介護〈ホームヘルプ〉，視覚障害者への同行援
護，短期入所〈ショートステイ〉，施設入所支援など），訓練等給付（自立訓練，就労移行支
援，共同生活援助〈グループホーム〉など），自立支援医療（身体障害者への更生医療，身
体障害児への育成医療，精神通院医療），補装具（車椅子，義肢など），相談支援（地域移行
支援，地域定着支援など）がある.地域生活支援事業には，相談支援，意思疎通支援，日常
生活用具の給付または貸与，移動支援，地域活動支援センター，福祉ホームなどがある.
サービス提供の実施主体は市町村であり，国や都道府県はサポートを行う.

障害者へのサービスの内容は，高齢者へのサービスと似ている部分があるが，高齢者の介護保険制度では，保険料を財源として利用料に応じた応益負担（定率負担）が原則であるのに対し，障害者へのサービスは主として税金と利用者の支払い能力（＝所得）に応じた負担（応能負担）によってまかなわれている．

4 障害者福祉施設と在宅ケア

障害者支援施設において入所者への施設障害福祉サービスや施設入所支援を行っている．また，数は少ないが福祉ホームも入所によるサービス提供を行っている．地域活動支援センターは通所によって創作的活動，生産活動，社会との交流などを行っている．身体障害者社会参加支援施設には，機能訓練や教養の向上のための教室などを行っている身体障害者福祉センター，盲導犬訓練施設，点字図書館などが含まれる．障害福祉サービス等事業所には，居宅介護などの訪問によるサービスを提供する事業所や，短期入所や共同生活援助などの入所によるサービスを提供する事業所，自立訓練や就労移行支援など通所によるサービスを提供する事業所などが含まれる．これらの訪問および通所のサービス，さらに訪問診療，訪問看護などを活用しながら在宅ケアが行われている．

5 国際生活機能分類（ICF）

国際生活機能分類 international classification of functioning（ICF）は，障害や健康状態とその関連状況を理解するために国際的につくられた概念の枠組みである（図9-2）．感染症と異なり，慢性疾患や障害は完全に治癒することは少なく，それをもちながら生活することになる．そこで，健康状態について，病気の有り無しという医学モデルよりも，生活モデルによる支援が有用である．また障害というマイナス面だけでなく，できることというプラス面に，より着目することが自立支援には有用である．

心身機能・構造は，脚がある・脚が動くというようなことである．脚が動かない場合には機能障害である．活動とはトイレまで行くというようなことであり，トイレまで行けないこ

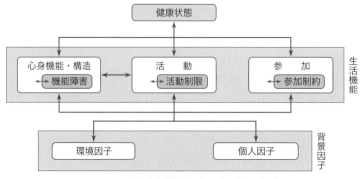

図9-2　国際生活機能分類（ICF）の概念

とは活動制限である．仮に脚が動かなくても，車椅子があればトイレまで行くことができる．参加とは仕事をするなど生活や人生における社会とのかかわりのことであり，それができないことは参加制約である．脚が動かず車椅子を使っていても，障害者用トイレやエレベータなどがあれば会社に行って仕事をすることができる．そこで，これらの生活機能を左右する背景因子として，性別，年齢，遺伝子，生育歴，習慣，性格などの個人因子と，物的な環境や周囲の人々の態度などの社会的な環境などの環境因子からなっている．個人への支援に加えて，環境因子を整備することによって，機能障害があっても活動や参加ができるようにすることが重要である．

⑥ 児童福祉等

　児童福祉法によって，児童福祉に関する種々のことが規定されている．市町村は児童や妊産婦の福祉に関し，実情の把握，情報の提供，家庭その他からの相談に応じ，必要な調査と指導を行うことが業務として定められている．

　児童相談所は都道府県，政令指定都市，一部の中核市が設置する機関であり，専門的な知識や技術を必要とする業務や，市町村相互間の連絡調整などの広域的な業務を行っている．

　児童福祉施設として，保育所，児童厚生施設（児童館など），乳児院・児童養護施設（保護者のいない乳児・児童などが生活），知的障害児・身体障害児のための施設などについて規定されている．

　母子父子福祉については，母子及び父子並びに寡婦福祉法によって，母子家庭などに対する日常生活支援，就業支援，給付金の支給，資金の貸付，福祉施設などの支援が規定されている．また，子どもの貧困対策の推進に関する法律によって，すべての子どもたちが夢と希望をもって成長していける社会の実現に向けての対策が推進されている．母子保健については第11章で詳しく解説する．

⑦ 高齢者福祉

　老人福祉法によっていくつかの事業や施設が規定されている．高齢者福祉の増進のための事業として，老人健康保持事業（教養講座，レクリエーションなど），老人クラブなどの援助が行われている．また，養護老人ホーム，軽費老人ホーム（介護利用型軽費老人ホーム〈ケアハウス〉など），老人福祉センター，老人介護支援センター，有料老人ホームなどについて規定されている．介護保険制度などについては第10章で詳しく解説する．

D. 所得保障

1 生活保護

　生活保護は，医療，介護，生活，教育，住宅，出産，生業，葬祭の8種類の扶助が行われている．医療と介護は直接サービスが提供されており，その他は現金での給付が行われている．生活扶助は衣食などの生活費が，生業扶助は職業技能修得など就労のための費用が給付される．扶助の種類別の保護費は，医療が50%弱，次いで生活扶助が約35%，住宅扶助が約15%となっている．

2 年　金

　年金制度は3階建てである．1階は20〜60歳の全国民が加入する国民年金（基礎年金）である．2階はサラリーマンなどについては厚生年金（被用者年金）が加算され，自営業者などは希望者が国民年金基金に加入できる．3階は大企業などにおいて企業年金（厚生年金基金など）がある．

　年金がもらえるのは，高齢になって受給できる老齢年金，障害者となった場合の障害年金，被保険者が死亡したときに妻や子が受給できる遺族年金がある．年金の加入手続きをしていないと，老齢年金はもちろん，万一のときに障害年金や遺族年金の受給ができない．年金は保険的な意義も強いため年金保険ということもある．

E. 雇　用

　雇用の確保のためには，公共職業安定所（ハローワーク）による職業紹介や職業相談がある．雇用保険によって，失業した場合に，労働者の生活の安定のための失業等給付などが行われる．また，雇用安定事業（失業の予防や雇用機会の増大のために事業主に対して助成），能力開発事業（受講した求職者への職業訓練受講給付金や，職業訓練を行う者への助成など）が行われている．

　労災保険は，労働者災害補償保険法による制度で，働いているときや通勤途中の事故（労働災害）などに対して給付が行われる．労働災害を防止し，健康で働くことができるように，第13章で解説する産業保健活動などが行われている．

練 習 問 題

1) 社会保障の 3 つの機能について説明しなさい.

2) 医療計画に記載する 5 疾病, 5 事業は何か説明しなさい.

3) 病院と診療所の違いは何か説明しなさい.

4) 公費医療の意義として何があるか, 3 つを説明しなさい.

5) 国際生活機能分類による心身機能・構造, 活動, 参加について説明しなさい.

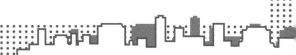

第10章 高齢者・成人の健康管理

A. 高齢者の医療の確保に関する法律

　高齢者の医療の確保に関する法律（高齢者医療確保法）が，2008（平成20）年から施行され，特定健康診査，特定保健指導などが行われている．詳しい実施方法は，厚生労働省令「特定健康診査及び特定保健指導の実施に関する基準」や，厚生労働省健康局による「標準的な健診・保健指導プログラム」などに書かれている．

1 生活習慣病の発症予防と重症化予防

　生活習慣病とは，食習慣，運動習慣，休養，飲酒，喫煙などの生活習慣がその発症・進行に関与する疾患群である．がん，心臓病，脳卒中，糖尿病などが代表的なものである．
　メタボリックシンドローム（内臓脂肪症候群）や循環器疾患（虚血性心疾患や脳卒中）などの生活習慣病は，表10-1のように段階的に進行していく．そこで，まずは異常のないレベルや生活習慣病予備群のレベルにおいて，不健康な生活習慣を改善して発症予防を行うことが重要である．さらに，生活習慣病を発症したレベルにおいては，生活習慣の改善に加えて，適切な医療を受けることによって重症化予防をはかる必要がある．

表 10-1　生活習慣病の発症と重症化

	レベル	内　容
1	不健康な生活習慣	不適切な食生活（エネルギーの過剰など），運動不足，ストレス過剰，飲酒，喫煙など
2	予備群	肥満，血糖高値，血圧高値，脂質異常など
3	生活習慣病	肥満症，糖尿病，高血圧症，脂質異常症など
4	重症化・合併症	虚血性心疾患（心筋梗塞，狭心症），脳卒中（脳出血，脳梗塞など），糖尿病の合併症（網膜症・人工透析など）など
5	生活機能の低下，要介護状態，死亡	麻痺状態，日常生活における支障，認知症，失明など

表 10-2　特定健康診査の項目

```
［基本的な項目］
・質問項目（標準的な質問票）
・身体計測（身長，体重，BMI，腹囲（内臓脂肪面積））
・理学的所見（身体診察）
・血圧測定
・脂質検査（中性脂肪，HDL コレステロール，LDL コレステロールまたは
　Non-HDL コレステロール）
・肝機能検査（AST（GOT），ALT（GPT），$\gamma$-GT（$\gamma$-GTP））
・血糖検査（空腹時血糖または HbA1c 検査，もしくは随時血糖）
・尿検査（尿糖，尿タンパク）

［詳細な健診の項目］
定められた基準に該当し，医師が必要と判断した場合
・心電図検査
・眼底検査
・貧血検査（赤血球数，ヘモグロビン値，ヘマトクリット値）
・血清クレアチニン検査（eGFR による腎機能の評価を含む）
```

2　特定健康診査（特定健診，メタボ健診）

　糖尿病などの生活習慣病の原因となるメタボリックシンドロームに着目した健康診査である．項目は**表 10-2** に示すとおりである．

　対象者は，40〜74 歳の医療保険の被保険者と被扶養者である．事業の実施主体は，医療保険者で，国民健康保険（市町村），健康保険組合（大企業など），協会けんぽ（全国健康保険協会，中小企業など），共済組合（公務員など）などである．

　特定健康診査以外の健診としては，後に述べる健康増進法によるがん検診などがある．受診者の受けやすさや受診率向上を考えると，特定健康診査と同時に実施することが望ましい．特定健康診査と同様の健診が，75 歳以上の人では，後期高齢者医療制度の中で，別の制度として行われている．労働者で，労働安全衛生法による一般健康診断を受けた場合には，それによって特定健康診査を受けたものとして扱う．

　特定健康診査での，腹囲と，血圧・脂質・血糖・喫煙歴などの結果によって，**図 10-1** に示すように，メタボリックシンドロームに対する保健指導の必要性の強さを判定し，積極的支援，動機づけ支援，情報提供の 3 つに階層化が行われる．このうち，情報提供は，健診の結果や，パンフレットなどの情報が受診者に提供される（情報提供は特定保健指導ではなく特定健康診査の一部である）．

3　特定保健指導

　特定健康診査の結果，積極的支援または動機づけ支援に階層化された人に対してそれらの特定保健指導が行われる．積極的支援は，初回面接で対象者が生活習慣や健診結果を振り返り，対象者とともに行動目標・行動計画を作成する．その後 3 ヵ月以上にわたって，面接，電話，メールなどによる個別支援やグループ支援を継続して，生活習慣の改善に努め評価を

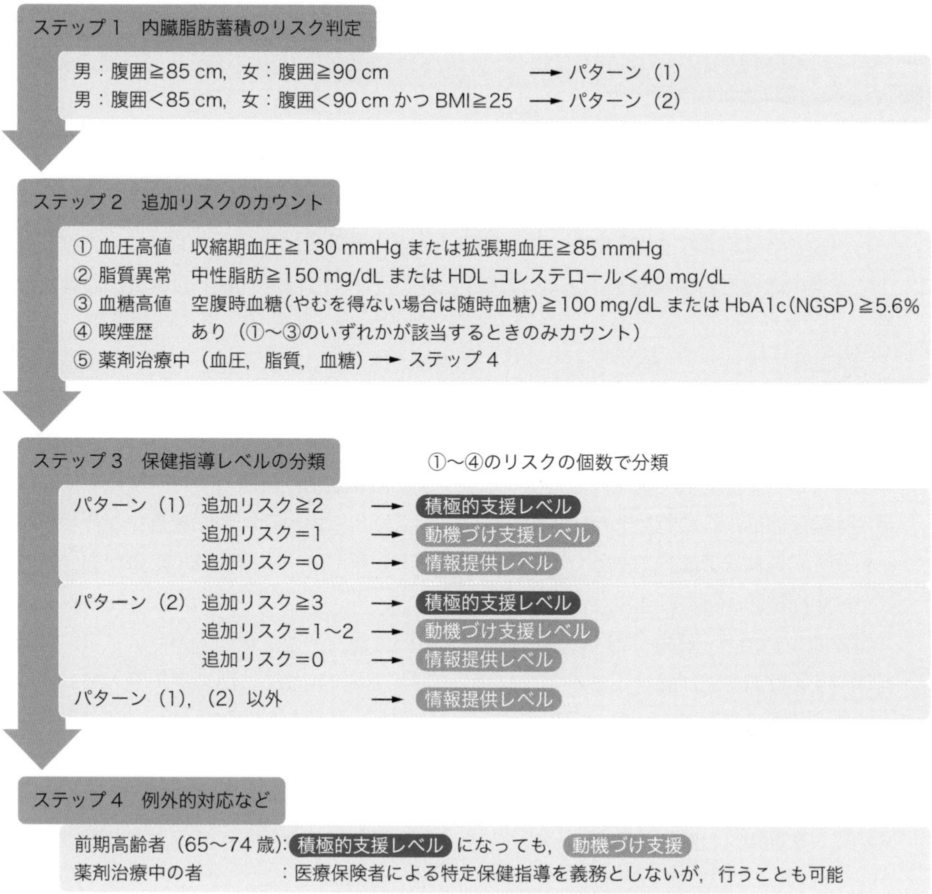

ステップ1　内臓脂肪蓄積のリスク判定

男：腹囲≧85 cm，女：腹囲≧90 cm　　　　　　　　⟶　パターン（1）
男：腹囲＜85 cm，女：腹囲＜90 cm かつ BMI≧25 ⟶　パターン（2）

ステップ2　追加リスクのカウント

① 血圧高値　収縮期血圧≧130 mmHg または拡張期血圧≧85 mmHg
② 脂質異常　中性脂肪≧150 mg/dL または HDL コレステロール＜40 mg/dL
③ 血糖高値　空腹時血糖（やむを得ない場合は随時血糖）≧100 mg/dL または HbA1c（NGSP）≧5.6%
④ 喫煙歴　　あり（①～③のいずれかが該当するときのみカウント）
⑤ 薬剤治療中（血圧，脂質，血糖）⟶ ステップ4

ステップ3　保健指導レベルの分類　　　①～④のリスクの個数で分類

パターン（1）　追加リスク≧2　⟶　積極的支援レベル
　　　　　　　　追加リスク＝1　⟶　動機づけ支援レベル
　　　　　　　　追加リスク＝0　⟶　情報提供レベル

パターン（2）　追加リスク≧3　⟶　積極的支援レベル
　　　　　　　　追加リスク＝1～2　⟶　動機づけ支援レベル
　　　　　　　　追加リスク＝0　⟶　情報提供レベル

パターン（1），（2）以外　⟶　情報提供レベル

ステップ4　例外的対応など

前期高齢者（65～74歳）：積極的支援レベル になっても，動機づけ支援
薬剤治療中の者　　　　：医療保険者による特定保健指導を義務としないが，行うことも可能

図 10-1　保健指導対象者の選定と階層化の方法

行う．動機づけ支援は，初回面接を行って，3ヵ月以上経過後に評価を行う．

特定保健指導の対象者と実施主体は，特定健康診査と同じである．

4　後期高齢者医療制度（長寿医療制度）と保健事業

後期高齢者医療制度（長寿医療制度）は，高齢者医療確保法によって定められている医療保険制度である．対象者は，すべての75歳以上の人（後期高齢者）と，65～74歳で一定の障害状態にある人である．運営は，都道府県単位で全市町村が加入して設立された，後期高齢者医療広域連合が行う．

この制度の中で，後期高齢者医療広域連合は，保健事業として，健康教育，健康相談，健康診査，その他健康の保持増進のための事業を行っている．健康診査は，75歳未満の人の特定健康診査とほぼ同じ内容である．

コラム

健診の歴史

　わが国での健診は幕末から始まった．幕府の医師である松本良順は，1860（万延元）年に長崎の遊郭で梅毒検査を，また1865（慶応元）年に新選組隊士の健康診断を行った．

　明治時代に入って，1873（明治6）年の徴兵令により，徴兵検査として身体検査が行われるようになった．学校においては，1878（明治11）年に体格や体力の検査が初めて行われ，その後1897（明治30）年に学校健診の項目が定められた．1916（大正5）年に施行された工場法（現在の労働基準法や労働安全衛生法）によって，一般工場における定期健康診断が行われ始めた．1923（大正12）年に大阪で乳幼児審査会が行われ，これが乳幼児健診の起源である．1940（昭和15）年には，X線を積んだ車が開発されて結核集団検診が行われるようになった．

　戦後は，1947（昭和22）年の労働基準法・旧労働安全衛生規則の施行により，労働者に対する健康診断が義務化された．1953（昭和28）年から一部の病院で人間ドックが始められた．また，1960（昭和35）年には胃がん検診車が開発され，巡回によるがん検診が始まった．1965（昭和40）年には母子保健法が制定され，乳幼児健診が制度化された．1978（昭和53）年から第1次国民健康づくり対策が開始され，妊産婦・乳幼児・家庭婦人の健康診査をはじめとした生涯を通じての健康づくりの推進が掲げられた．

　1983（昭和58）年に老人保健法が施行され（公布は前年），成人病（現在の生活習慣病）などに関する基本健康診査や各種がん検診，また健康手帳の交付，健康教育，健康相談，機能訓練，訪問指導からなる老人保健事業が全国の市町村で行われるようになった．2008（平成20）年からは，老人保健法が高齢者医療確保法に改正され，特定健康診査・特定保健指導が始まった．改正という形になっているが，内容は全面的に新しくなった．またこのときに，その他の老人保健事業は健康増進法による健康増進事業として実施されることになり，現在に至っている．

B.　健康増進事業

　健康増進法によって，種々の健康増進事業が規定されている．健康増進事業の詳しい実施方法は，厚生労働省から出ている「健康増進事業実施要領」（厚生労働省健康局長通知），「がん予防重点健康教育及びがん検診実施のための指針」（厚生労働省健康局長通知）によっ

て示されている．以下，それらの概要を説明していく．実際にそれらの事業を担当するさいには，その時点での最新の原文を読んでおくとよい．国が定めたとおりに行わなければならないものと，市町村などの独自の判断で異なる実施方法にしてもかまわないものとがある．以前に比べて，市町村などの独自性を尊重する方向に変化してきているが，国や都道府県が定めたとおりに実施することが求められる場合も多い．

　健康増進事業の実施主体は市町村である．

　対象者は，健康手帳については40歳以上の成人である．健康教育，健康相談，訪問指導については，40歳以上65歳未満の人である（65歳以上のこれらのサービスは介護保険法によって行われる）．健康教育，健康相談，訪問指導は家族を対象とすることもある．がん検診などの検診は種類によって異なるため後述する．

1 健康手帳

　特定健診・保健指導などの記録，その他健康の保持のために必要な事項を記載し，自らの健康管理と適切な医療に資することが目的である．

2 健康教育

　集団健康教育と個別健康教育がある．集団健康教育は，一般健康教育（生活習慣病の予防など一般的な健康に関する事項），歯周疾患健康教育，ロコモティブシンドローム（運動器症候群）健康教育，慢性閉塞性肺疾患（COPD）健康教育，病態別健康教育，薬健康教育がある．市町村の地域の実情や保健事業の実施状況などによって，重点課題を選んで実施している．個別健康教育は，高血圧，脂質異常症，糖尿病，喫煙がある．

3 健康相談

　心身の健康に関する個別の相談に応じ，必要な指導および助言を行い，家庭における健康管理に資することが目的である．

　種類は，重点健康相談（高血圧，脂質異常症，糖尿病，歯周疾患，骨粗鬆症，女性の健康，病態別）と，総合健康相談がある．重点健康相談の課題について，市町村が，地域の実情，実施体制の状況などを考慮して選定する．

4 訪問指導

　療養上の保健指導が必要な人やその家族などに対して，保健師などが訪問して，その健康に関する問題を総合的に把握し，必要な指導を行い，心身機能の低下の防止と健康の保持増進をはかることが目的である．

表 10-3　健康増進法に基づく検診の項目

名　称		対象年齢	項　目
歯周疾患検診		40, 50, 60, 70 歳	問診, 歯周組織検査
骨粗鬆症検診		40, 45, 50, 55, 60, 65, 70 歳の女性	問診, 骨量測定
肝炎ウイルス検診		40 歳, 41 歳以上で受けたことがない人	問診, B 型肝炎ウイルス検査（HBs 抗原検査）, C 型肝炎ウイルス検査（HCV 抗体検査）
がん検診	胃がん検診	50 歳以上（2 年に 1 回）[*1]	問診, 胃部 X 線検査または胃内視鏡検査
	子宮頸がん検診	20 歳以上（2 年に 1 回）	問診, 視診, 細胞診, 内診（コルポスコープ検査）
	肺がん検診	40 歳以上（年 1 回）	質問[*2], 胸部 X 線検査, 喀痰細胞診[*3]
	乳がん検診	40 歳以上（2 年に 1 回）	問診, 乳房 X 線検査（マンモグラフィ）[*4]
	大腸がん検診	40 歳以上（年 1 回）	問診, 便潜血検査

[*1] 当分の間, 胃部 X 線検査については, 40 歳以上に, また年 1 回, 実施可
[*2] 質問用紙で可　　[*3] 喀痰細胞診は, 質問によりハイリスクの場合
[*4] 視診, 触診は推奨しない
［厚生労働省：がん検診（https://www.mhlw.go.jp/stf/seisakunitsuite/bunya/0000059490.html）（最終アクセス 2020 年 1 月 31 日）をもとに作成］

5 がん検診など

　健康増進事業として, 歯周疾患検診, 骨粗鬆症検診, 肝炎ウイルス検診, がん検診が行われている. これらの各検診の対象年齢および項目は表 10-3 のとおりである. また, 前述の特定健康診査, 特定保健指導は, 医療保険の保険者が実施することになっているが, 生活保護など, 医療保険者がいない人に対する同様の健康診査, また訪問健康診査, 介護家族訪問健康診査を, 健康増進事業として市町村が実施する.

　がん検診は国による対策としての有効性が科学的に確立している表 10-3 に示す 5 種類のがんについて実施されている.

　がん検診の結果「要精検（要精密検査）」と判定された人については, 確実に医療機関に受診してもらう必要がある.

　また, がん予防重点健康教育として, 胃がん予防については食生活, 喫煙, ヘリコバクター・ピロリの感染などとの関係など, 子宮がん予防についてはヒトパピローマウイルスへの感染との関係など, 肺がん予防は喫煙との関係など, 乳がん予防は自己触診の方法など, 大腸がん予防は食生活との関係などがある.

C. 介護保険法

1 介護保険制度の概要

　介護保険法の目的は, 加齢に伴う疾病などにより要介護状態となった人に対し, 必要な保

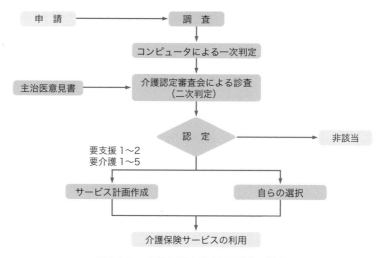

図 10-2　**介護保険における設定の流れ**
[尾島俊之：介護保険. 生活習慣病予防マニュアル, 改訂 4 版, 大野良之, 柳川　洋（編）, 南山堂, p.39, 2005 より引用]

健医療サービスおよび福祉サービスを給付することである.

　被保険者（加入者）は, 65 歳以上の第 1 号被保険者と, 40 歳以上 65 歳未満の医療保険加入者である第 2 号被保険者に分けられる.

　保険者（運営・支払いをする主体）は市町村と特別区である. 財源は, 被保険者から集めた保険料と, 国, 都道府県, 市町村の公費（税金）である. なお, 第 2 号被保険者からの保険料は, サラリーマンなどの健康保険加入者は事業主からの負担もあり, また国民健康保険加入者は国庫からの負担もある. また, 介護保険サービスを受ける場合に, サービス利用者は一部自己負担をする.

2　要介護認定とケアマネジメント

　介護保険サービスを受けたい人は, **図 10-2** に示すように, まず市町村などに申請を行う. 市町村などにより調査, 審査が行われ, 要介護などの認定が行われると, 介護保険サービスを利用することができる.

　介護支援専門員（ケアマネジャー）が専門家として重要な役割を担っている. 本人や家族などからの相談に応じ, 要介護者などが適切な居宅サービスまたは施設サービスを利用できるよう市町村, 居宅サービス事業者, 介護保険施設などとの連絡調整などを行う.

　介護保険サービス利用に先立って, 居宅サービス計画または施設サービス計画（ケアプラン）を介護支援専門員などが作成する.

　地域包括支援センターは, 市町村直営か, 市町村から委託を受けた社会福祉法人などが運営し, 総合相談支援, ケアマネジメント（適切にサービスが提供されるようにする業務, 要支援者などに対する介護予防ケアマネジメントや要介護者に対するものなど）, 権利擁護

（認知症などの人に対する成年後見制度利用支援，高齢者虐待予防）などを行う機関である．

3 介護保険サービス

　介護保険サービスには，居宅サービス（自宅などに居住している人へのサービス），施設サービス（施設に入所して受けるサービス），地域密着型サービスなどに分けられる．また，居宅サービスは，訪問サービス，通所サービス，短期入所サービス，その他に分けて考えると理解しやすい．介護保険サービスの種類を**表 10-4** に示す．

　施設サービスの 3 種類は，実質的にとても似ているが，介護老人福祉施設は介護，日常生活上の世話が中心であり，介護老人保健施設や介護療養型医療施設は，医療・看護の比重が大きくなる．なお，介護療養型医療施設は，介護医療院への転換が進められている．

4 介護予防

　地域支援事業として，介護保険による給付ではない高齢者の支援として，介護予防・日常生活支援総合事業と包括的支援事業が行われている．

　介護予防・日常生活支援総合事業（総合事業）には，要支援認定を受けた人など（基本チェックリストによる該当者を含む）を対象とした介護予防・生活支援サービス事業（サー

表 10-4　**介護保険サービスの種類（介護給付と予防給付）**

種　類		サービス
居宅サービス	訪問サービス	訪問介護（ホームヘルプサービス，介護福祉士などが訪問）* 訪問入浴介護 訪問看護（看護師などが訪問） 訪問リハビリテーション（理学療法士，作業療法士などが訪問） 居宅療養管理指導（医師，歯科医師，管理栄養士，歯科衛生士，薬剤師などが訪問）
	通所サービス	通所介護（デイサービス）* 通所リハビリテーション（デイケア）
	短期入所サービス	短期入所生活介護（ショートステイ） 短期入所療養介護（医療型ショートステイ）
	その他	特定施設入居者生活介護（有料老人ホームなど） 福祉用具貸与，特定福祉用具販売
施設サービス*		介護老人福祉施設（特別養護老人ホーム） 介護老人保健施設（老人保健施設） 介護療養型医療施設（療養型病床群など），介護医療院
地域密着型サービス		小規模多機能型居宅介護 認知症対応型通所介護 認知症対応型共同生活介護（グループホーム） 定期巡回・随時対応型訪問介護看護*，複合型サービス*など
その他		住宅改修

*要介護者への介護給付のみ

ビス事業）と，すべての高齢者を対象とした一般介護予防事業とがある．サービス事業としては，訪問型サービス（掃除，洗濯など），通所型サービス（機能訓練や集いの場など），その他の生活支援サービス（配食や一人暮らし高齢者の見守りなど），介護予防ケアマネジメントがある．これらのサービスは事業者によって提供されるもののほか，住民ボランティア主体によるものも推進されている．一般介護予防事業には，介護予防把握事業（閉じこもりなど支援を必要とする人を把握して介護予防活動につなげる），介護予防普及啓発事業，地域介護予防活動支援事業（住民主体の介護予防活動の育成・支援を行う），一般介護予防評価事業，地域リハビリテーション活動支援事業（通所，訪問，地域ケア会議，住民主体の通いの場などへのリハビリ専門職による助言など）がある．住民主体による通いの場としては，体操・運動などの活動，趣味活動などを通じた日中の居場所づくり，交流会やサロンなどが推進されている．これらの通いの場には，障害者や子どもなども加わることができる．また，包括的支援事業として，前述の包括支援センターの業務などが行われている．

D.　地域包括ケアシステム

　地域包括ケアシステムとは，重度な要介護状態となっても住み慣れた地域で自分らしい暮らしを人生の最後まで続けることができるよう，医療，介護，介護予防，住まい，生活支援が一体的に提供されるような仕組みである（**図 10-3**）．おおむね 30 分以内に必要なサービスが提供される日常生活圏域（中学校区など）を単位として整備を行い，保険者である市町

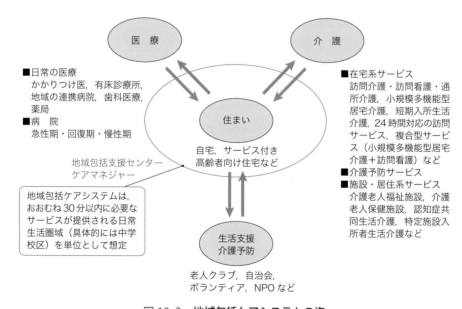

図 10-3　地域包括ケアシステムの姿

［厚生労働省：地域包括ケアシステム（https://www.mhlw.go.jp/stf/seisakunitsuite/bunya/hukushi_kaigo/kaigo_koureisha/chiiki-houkatsu/）（最終アクセス 2020 年 1 月 31 日）をもとに作成］

村や都道府県が，地域の自主性や主体性に基づき，地域の特性に応じてつくり上げていく.

高齢化がさらに進んでいく中で，自助（自分自身や家族による対応，市場サービスの購入などを含む），互助（ボランティアや地域住民の取り組みなど），共助（介護保険・医療保険など公的につくられた助け合いの仕組み），公助（税金による自治体などが提供するサービス）をつなぎ合わせた体制をつくり上げることが必要である.

高齢者が地域で住み続けるためには，まず住まいが重要である. また，医療については，従来の通院や入院のほか，在宅医療の充実が重要である. 在宅医療としては，さまざまな医療関係職種の連携によって往診・訪問診療（医師が訪問），歯科訪問診療（歯科医師が訪問），訪問看護・指導（保健師，助産師，看護師，准看護師が訪問），訪問歯科衛生指導（歯科衛生士，保健師などが訪問），訪問リハビリテーション（理学療法士，作業療法士が訪問），訪問薬剤管理（薬剤師が訪問），訪問栄養食事指導（管理栄養士が訪問）が提供されている. 介護としては，前述の介護保険による居宅サービスをはじめとしたサービスが提供されている. 生活支援・介護予防においては，高齢者を単にサービスの受け手と考えるのではなく，ボランティアや社会参加など社会的役割の側面からもとらえる必要がある.

E. 高齢者保健の課題

1 認知症

認知症は，認知機能が後天的な脳の障害によって持続的に低下し，日常生活や社会生活に支障をきたすようになった状態である. 先天的な知的障害や，一時的な脳機能の低下，意識障害などは含まれない. 認知症には種類がある.

アルツハイマー型認知症：半数近くを占めもっとも多い. 脳にアミロイド β などの特殊なタンパク質が溜まり，神経細胞が壊れて減っていく.

脳血管型認知症：脳梗塞・脳出血・くも膜下出血などの脳血管疾患によって神経細胞が壊れる. 壊れた場所によって症状が異なり，また一進一退を繰り返す.

レビー小体型認知症：特殊なタンパク質であるレビー小体が大脳皮質や脳幹などに部分的に集まり神経細胞を壊す. 幻視がみられる.

前頭側頭型認知症：前頭葉と側頭葉の萎縮による. 若年で発症する人も多く，ピック病などさらに数種類に分類される. 万引きなど理性的でない行動をすることがある.

軽度認知障害 mild cognitive impairment（**MCI**）：認知機能の一部に問題があるが，日常生活には支障がない，認知症と正常の間の状態である.

認知症の症状には，中核症状と行動・心理症状 behavioral and psychological symptoms of dementia（BPSD）がある. 中核症状には，記憶障害，判断力の低下，自分が置かれている状況を正しく認識できなくなる見当識障害などがある. 行動・心理症状は，妄想を抱く，幻覚をみる，暴力をふるう，徘徊をするなどがある. また，うつや不安感，無気力などの感情障害もある.

表10-5　新オレンジプランの7本柱

- (1) 認知症への理解を深めるための**普及・啓発**の推進
- (2) 認知症の容態に応じた適時・適切な**医療・介護**などの提供
- (3) **若年認知症**施策の強化
- (4) 認知症の人の**介護者への支援**
- (5) 認知症の人を含む高齢者にやさしい**地域づくり**の推進
- (6) 認知症の予防法，診断法，治療法，リハビリテーションモデル，介護モデルなどの**研究開発**およびその成果の普及の推進
- (7) **認知症の人やその家族の視点**の重視

　高齢化の進展に伴って，認知症高齢者の数は，2025（令和7）年には700万人に達することが見込まれており，誰もがかかわる身近な病気となってきている．そこで，「認知症施策推進総合戦略～認知症高齢者等にやさしい地域づくりに向けて～」（新オレンジプラン）が2015（平成27）年に策定された．認知症の人の意思が尊重され，できる限り住み慣れた地域のよい環境で自分らしく暮らし続けることができる社会の実現を目指したものである．**表10-5**に示す7本柱が示されている．普及啓発として，認知症の人や家族を暖かく見守り支援する認知症サポーターの養成が進められている．

2　フレイル（虚弱）

　高齢者が虚弱になって，要介護状態や死亡になりやすい状態として，フレイル，サルコペニア，ロコモティブシンドロームなどが注目されている．フレイル（フレイルティ）は，心身機能の衰えを指す．身体的な問題だけでなく，認知機能障害やうつなどの精神・心理的問題，独居や経済的困窮などの社会的問題も含む概念で，いつもと違う状況に対応できる予備能が低下している状態である．サルコペニアは，筋肉の衰えである．加齢に伴う栄養や運動の不足などによって，握力や歩行速度の低下などが起こり，転倒や活動度低下が生じやすくなる．ロコモティブシンドローム（ロコモ，運動器症候群）は，骨や関節，筋肉などの運動器の衰えである（第7章参照）．それぞれ概念が若干異なるが重なり合う部分も大きい．栄養や運動に関する啓発や保健指導に加えて，会食や配食の機会・移動販売や宅配の充実，道路の歩道や段差の改善などを含めて，買い物や散歩がしやすい環境づくりを進めることや，経済的困窮者への支援制度を活用することなどによって，これらの状態の予防や，またそのような高齢者への支援を行うことが重要である．

📖 練｜習｜問｜題

1) 特定健康診査は何に着目した健康診査か説明しなさい.

2) 特定健康診査の結果で 3 つの階層に分けられるがそれは何か説明しなさい.

3) がん検診について 5 つの種類をあげなさい（総合がん検診を除く）.

4) それぞれのがん検診について，一般的な方法を説明しなさい.

5) 地域包括ケアシステムを構成する 5 つの要素は何か説明しなさい.

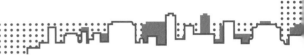

第11章

母子の健康管理

A. 母子保健事業

　母子保健事業は，母子保健法に基づく妊娠前（思春期を含む）・妊娠期・出産後の母親と父親，乳幼児期の子どもに対する，種々の保健サービスである．

　母子保健事業のほとんどは，市町村が実施主体である．ただし，委託などによって，実際には医療機関が実施しているサービスも多い．また，助産師会やその他母子保健に関する団体などに委託して実施している場合もある．

　母子保健に関する言葉の定義として，新生児は出生後28日未満，乳児は1歳未満，幼児は満1歳から小学校入学までの子どものことを指す．妊産婦は妊娠中または出産後1年以内の母親を指す．未熟児は，身体の発育が未熟のまま出生した乳児で，いろいろな機能が正常児の出生時と同じ程度になるまでの間の子どものことを指す．

　母子保健法には，母性という言葉が出てくる．これは，英語のマタニティの訳である．たとえば母性本能という言葉があるように，子どもを産み育てるという性質からみた女性のことを指す．単に，妊娠，出産，育児期だけではなく，本質的には思春期から更年期までを含んで指す言葉である．

　母子保健事業の標準的な実施方法は，厚生労働省児童家庭局長通知などの「乳幼児健康診査実施要綱」「母性，乳幼児の健康診査及び保健指導に関する実施要領」などによって示されている．以下，それらの概要を説明していく．これらの事業を担当するさいには，その時点での最新の原文を読んでおくとよい．

1 保健指導

　母子に関する保健指導は，集団または個別での健康教育（教室）・健康相談などが主である．また，健康診査のさいにも保健指導が行われる．

　保健指導の詳細について，母親に関しては，思春期，成人期，妊娠時，分娩時，産褥期（出産後），授乳期以降，更年期前後について，子どもに関しては，新生児，乳児，幼児について，それぞれ厚生労働省通知で示されている．

　健康診査に合わせて行われるもの以外で，実際にもっともよく行われている母子に関する保健指導は，乳幼児期の「子育てひろば」である．育児不安の解消，母親同士の交流，軽度障害児の経過観察，児童虐待の予防などを目的として実施している場合が多い．妊娠時の母親学級または両親学級（母親および父親を対象）など（以下，母親学級）も広く実施されている．ただし，母親学級は母子保健事業ではなく，医療の一環として産科医療機関が実施しているものに参加する人が多い．母親学級の内容は，妊娠中の過ごし方の注意（食事，運動，喫煙，飲酒など），分娩に向けての準備などが一般的に含まれる．

② 訪問指導

a　新生児訪問指導

　新生児訪問指導は，新生児期に保健師や助産師などが家庭訪問をする．ただし，新生児期の訪問を意図しながらも，訪問時期が生後1ヵ月以降になってしまい，乳児訪問指導として実績報告には計上される場合も多い．

　法律上は，育児上必要がある場合に行うことになっている．最近は，後述の乳児家庭全戸訪問事業に力を入れている市町村が多い．

b　未熟児の訪問指導

　未熟児について，養育上必要がある場合に訪問指導を行う．訪問指導を担当するのは保健師または助産師が多く，まれに医師などが行う場合もある．

c　妊産婦の訪問指導

　新生児，未熟児，乳児，幼児を訪問したさいに，同時に産婦（出産後の母親）の健康状態も聞いて保健指導を行う場合が多い．そこで，統計上の実績件数は，母子の訪問指導の中で産婦への訪問指導がもっとも多い．最近は乳幼児健診のさいに産後うつのスクリーニングを行う市町村もあり，その事後フォローとして，産婦の訪問指導の件数が増えている市町村もある．

　それに対して，出産前の妊婦への訪問指導は，特別な必要性のある事例に限られ，実施されている件数もあまり多くない．

　妊娠中や出産後は，妊娠や出産による体調の変化や慣れない育児による生活リズムの変化などによってメンタルヘルスを崩しやすい時期である．産後うつでは，睡眠不足，食欲不振，育児や子どもの健康や成長への不安，自信の喪失などの症状がよくみられる．また，最悪の場合は自殺をはかったり，虐待につながる可能性もあるため，母親と子どものために専門家の適切な治療を受けることが重要である．

　2017（平成29）年8月には，厚生労働省がまとめた，「産前・産後サポート事業ガイドライン 産後ケア事後ガイドライン」が公開され，妊産婦の支援に力を入れる動きが広がっている．

d　乳児家庭全戸訪問事業（こんにちは赤ちゃん事業）

　この事業は，母子保健法ではなく，児童福祉法に基づく事業である．

　原則として生後4ヵ月までのすべての乳児のいる家庭を訪問することにより，子育てに関する情報の提供，乳児とその保護者の心身の状況や養育環境の把握を行うほか，養育についての相談に応じ，助言その他の援助を行う事業である．

　訪問するのは，保健師，助産師，看護師のほか，保育士，母子保健推進員，愛育班員，児童委員，母親クラブ，子育て経験者などであり，必要な研修を受けて行う．

　必要な場合には，ケース対応会議が開催される．そして，養育支援訪問事業（育児支援家庭訪問事業）や母子保健事業などによる，その後の支援の必要性についての検討が行われる．

　養育支援訪問事業は，児童福祉法に基づき，その事業の中核機関を定めて，保健師，助産師・保育士などが訪問して，指導・助言などの支援を行うものである．①若年の妊婦，妊婦健康診査未受診，望まない妊娠など，②養育者が，育児ストレス，産後うつ状態，育児ノイローゼなどで子育てに対して強い不安や孤立感などを抱える家庭，③食事，衣服，生活環境などについて不適切な養育状態にある家庭など，虐待のおそれやリスクを抱える家庭，④児童養護施設などの退所や里親委託の終了により児童が復帰したのちの家庭など，養育支援がとくに必要な家庭が対象となる．

3　健康診査

　母子保健法そのものでは，1歳6ヵ月児と3歳児の健康診査のみ明確に規定されている．それ以外の乳児健康診査，妊産婦健康診査，その他の健康診査は必要に応じて行うという規定になっている．とくに，1998（平成10）年から，妊産婦健康診査およびB型肝炎母子感染防止事業がそれまでの補助金から一般財源化されて，妊産婦健診の詳しい実施方法の規定が廃止され，市町村独自の判断で行う形になった．

コラム

補助金と一般財源

　国から市町村に補助金の形でお金が出される場合には，国の定めた要綱などに沿って実施して，その実施件数について補助金が出る．補助金は，その事業以外の使い道に使ってはならない．一方，一般財源化された場合には，出生数など簡単な数字を国に報告することによって，国から地方交付税交付金として市町村にお金が出る．地方交付税交付金については，市町村の財政全体の中で，市町村の独自の判断で他の用途に使ってもよい．その場合，住民が健康政策にどのような期待をしているかなどを，市町村長に理解してもらうことが重要になる．

a　1歳6ヵ月児および3歳児健康診査

　1歳6ヵ月児健康診査は，満1歳6ヵ月を超え満2歳未満の幼児を対象に行う．また，3歳児健康診査は，満3歳を超え満4歳未満の幼児を対象に行う．市町村保健センターなどに集まってもらって実施する集団健診方式と，受診券を発行してかかりつけ小児科医などで実施する個別健診方式とがある．集団健診の形で行われる場合には，医師，歯科医師，助産師，保健師，看護師，（管理）栄養士，歯科衛生士，心理相談員などによって編成されるチームで実施する．内容は，問診票，身体計測，保健師などによる聞き取りと観察，医師・歯科医師による診察，種々の専門職による保健指導などからなる場合が多い．

　健康診査の項目は**表11-1**のとおりである．この中で視覚検査，聴覚検査については，あらかじめ家庭において親が実施する．検査の実施方法についての親向けの全国一律の説明文

表11-1　1歳6ヵ月児および3歳児健康診査の項目

1　身体発育状況（身長，体重）
2　栄養状態
3　脊柱および胸郭の疾病および異常の有無
4　皮膚の疾病の有無
5　眼の疾病および異常の有無（視覚検査，3歳児のみ）
6　耳，鼻および咽頭の疾病および異常の有無（聴覚検査，3歳児のみ）
7　歯および口腔の疾病および異常の有無（歯科検診）
8　四肢運動障害の有無
9　精神発達の状況
10　言語障害の有無
11　予防接種の実施状況
12　育児上問題となる事項
13　その他の疾病および異常の有無

母子保健法施行規則による規定

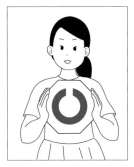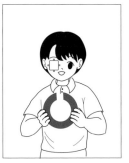

図 11-1　視力検査の家庭での実施方法

左の図のように親が視標を示し，それに対して右の図のように子ども
が答える形で行うように図解で説明している．

などもつくられている．たとえば，**図 11-1** のように家庭での検査方法を図解で説明してい
る．

b　妊婦健康診査

　流産，早産，妊娠中毒，未熟児出生の防止などを目的としている．市町村が受診券を発行
して，妊婦が通院中の産科医で健康診査を受ける形が多い．

　また，妊婦健診とともに，**B 型肝炎母子感染防止事業**も行われている．これは妊婦健診の
さいに，HBe 抗原を検査して，B 型肝炎ウイルスに持続感染している妊婦（B 型肝炎ウイ
ルスキャリア）を発見する．そして，出生直後などに HBs 免疫グロブリンと B 型肝炎ワク
チンを子どもに接種することによって，B 型肝炎ウイルスの母児間感染（垂直感染ともいう）
を予防しようというものである．

c　乳児健康診査，産婦健康診査

　市町村や医療機関によってさまざまな形がある．

　通常，出産後 1 週間頃までは母子ともに入院していて，産科医や小児科医の診察を受け
る．出産後 1 ヵ月頃に，再度，出産した医療機関を受診して，産婦および乳児の診察を受け
ることが多い．その後は特別な異常がない場合は，市町村の母子保健事業に引き継がれる．
ただし，助産所での出産や助産師による自宅分娩をした場合は，継続的に助産師によるケ
ア，とくに乳房ケア（母乳ケア）などを受けることも多い．

　市町村による乳児健康診査としては，3 ヵ月から 1 歳頃までの間に，2 回または 3 回の健
康診査を設定している場合が多い．市町村が受診券を発行して小児科診療所などで行われる
個別健診方式の市町村と，市町村保健センターなどに集まってもらって行う集団健診方式の
市町村がある．1 歳 6 ヵ月児・3 歳児健康診査と比べて，乳児健康診査は個別健診方式とし
ている市町村が多い．

　個別健診方式と集団健診方式は，それぞれ利点，欠点がある．個別健診方式の利点は，普
段の病気や予防接種のさいにも受診するのと同じかかりつけ小児科医で時間をかけて診察を

受けることができる点である．また，受診する日や受診する医師を親が決めることができる点もある．一方で，集団健診方式の利点としては，市町村保健師と親との関係を築くことができる点である．疾病異常だけではなく，日常の育児の不安や産後うつなども含めた相談にのり，必要によりその後の訪問指導などによるフォローアップにも結びつく．また，親同士が交流する機会にもなる点，保健師以外にも（管理）栄養士や歯科衛生士などの他の専門職のアドバイスも受けることができる点も利点である．

　市町村保健センターなどに集まってもらう事業として，医師の診察はなく，保健師や栄養士などによる問診・身体計測・保健指導などを中心とした乳幼児相談を行っている市町村も多い．

d　その他の健康診査

　先天性代謝異常などについての新生児期での検査（新生児マス・スクリーニング検査ともいう）が行われている．出生後5～7日目の，通常まだ産科医療機関に入院している時期に，その医療機関で採血して，検査機関で検査を行う．採血は，通常，専用の器具で新生児の足の裏を少し切り，出てきた血液を検査用の濾紙にしみ込ませる．予防可能な病気を早期に発見して，特殊なミルクで育てるなどによって，障害が出るのを予防するものである．以前は厚生労働省の通知によって全国一律に行われていたが，2000（平成12）年度限りでその通知が廃止されたため，それ以降は各市町村・都道府県の判断で行われている．フェニルケトン尿症，楓糖尿症（メープルシロップ尿症），ホモシスチン尿症，ガラクトース血症，クレチン症（先天性甲状腺機能低下症）について行われている場合が多い．

　以前は，神経芽細胞腫の検査が6～7ヵ月児の尿検査で行われていた．しかし，放っておいても自然に消滅する腫瘍も多いことがわかり，検査を行うことによって必要のない手術が行われることにもなるなどの理由によって，2004（平成16）年度から休止となっている．

4　妊娠の届出と母子健康手帳

a　妊娠の届出

　妊娠した人は，速やかに市町村に妊娠の届出をするように決められている．通常は，予定日を過ぎても生理がこないことなどから，妊娠かもしれないと思った女性が産科医などを受診し，妊娠と診断されると，その診断結果をもって市町村に届出をする形が多い．

　市町村の母子保健担当の立場で考えると，妊娠届を出してもらうことではじめてそこに妊婦がいることが把握でき，種々の市町村からの母子保健サービスが始まるため，なるべく早めに妊娠届を出すべきである．一方で，産科医の中には流産の可能性などを考えて，妊娠をはじめて診断したときではなく妊娠が安定した時点で妊娠届を出すように話す医師もいる．

b　母子健康手帳の交付

　市町村は妊娠の届出をした人に対して，母子健康手帳を交付する．母子健康手帳の様式

表 11-2　母子健康手帳の内容

◎記録など（親，市町村，医療機関などによる）
保護者と子の氏名など，出生届出済証明 妊婦の健康状態など，妊婦の職業と環境，妊婦自身の記録 妊娠中の経過，検査の記録 母親（両親）学級受講記録，妊娠中と産後の歯の状態 出産の状態，出産後の母体の経過 早期新生児期（生後1週間以内）の経過，検査の記録 保護者の記録，健康診査 　1ヵ月，3〜4ヵ月，6〜7ヵ月，9〜10ヵ月，1歳 　1歳6ヵ月，2歳，3歳，4歳，5歳，6歳 　（1ヵ月頃は，便色の確認の記録も） 乳児・幼児身体発育曲線，幼児の身長体重曲線 予防接種の記録
◎情報提供（市町村から親へ）
1. 日常生活上の注意，健康診査の受診勧奨，栄養の摂取方法，歯科衛生など妊産婦の健康管理にあたり必要な情報 2. 育児上の注意，疾病予防，栄養の摂取方法など新生児の養育にあたり必要な情報 3. 育児上の注意，疾病予防，栄養の摂取方法，歯科衛生など乳幼児の養育にあたり必要な情報 4. 予防接種の種類，接種時期，接種にあたっての注意など予防接種に関する情報 5. 母子保健に関する制度の概要，児童憲章など母子保健の向上に資する情報 6. 母子健康手帳の再交付に関する手続など母子健康手帳を使用するにあたっての留意事項

［母子保健法施行規則をもとに作成］

は，母子保健法施行規則で詳細に決められている．**表11-2**に母子健康手帳の内容をまとめた．大きく分けて，記録などの部分（親，市町村，医療機関などによる記録）と情報提供の部分（市町村から親への情報提供）がある．実際の母子健康手帳の中身の一例として，**図11-2**，**図11-3**に乳児身体発育曲線を示している．

c　低体重児の届出

体重が2,500g未満の乳児が出生したときは，その保護者は速やかに届け出なければならないことになっている．届出を受けて，未熟児訪問指導や，その他，低体重児への母子保健サービスの提供が行われる．

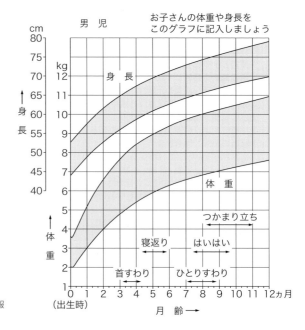

図 11-2　乳児身体発育曲線（男児）
［厚生労働省：平成 22 年乳幼児身体発育調査報告より引用］

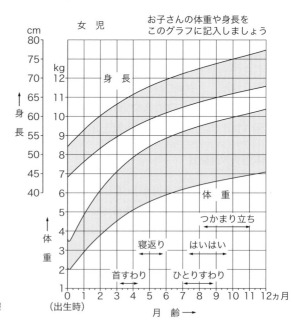

図 11-3　乳児身体発育曲線（女児）
［厚生労働省：平成 22 年乳幼児身体発育調査報告より引用］

B.　児童虐待

　児童虐待については，児童虐待の防止等に関する法律によって対策が進められている．児

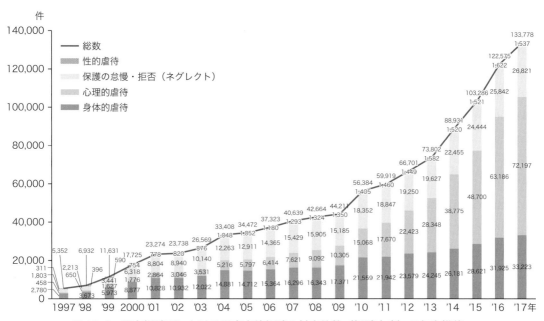

図 11-4　児童相談所における児童虐待相談の対応件数（相談内容）の年次推移

2010 年度は，東日本大震災の影響により福島県を除いて集計した数値.
［厚生労働省：福祉行政報告例をもとに作成］

童虐待には，身体的虐待，性的虐待，養育の放棄または怠慢（ネグレクト），心理的虐待が含まれる．2017（平成 29）年度の虐待死亡人数は，「子ども虐待による死亡事例等の検証結果等について（第 15 次報告）」によると 65 人であり，尊い命が奪われている現状がある．また，児童相談所に寄せられる児童虐待相談件数は年々増加している（図 11-4）．しかし，これは，単に児童虐待相談件数が増加してきていると判断するには注意が必要である．増加の背景には，児童虐待への関心の高まりとともに児童虐待事例が表面化し，相談件数の増加につながっている可能性も考慮する必要がある．児童虐待を受けたと思われる児童を発見した人は，市町村，福祉事務所または児童相談所に通告しなければならないと定められている．

　また，虐待を疑ったときに相談する窓口として，児童相談所全国共通ダイヤル「189（いちはやく）」が設けられており，居住地域の児童相談所につながるようになっている．

　通告があった場合，児童相談所は速やかにその児童との面会や安全の確認を行う．必要に応じて，子どものいる場所に強制的に立ち入って，必要な調査や質問を行う．その結果，児童を保護者のもとから強制的に離して，施設で保護をすることもある．一方で，児童虐待を行った保護者に対しては，児童虐待を受けた児童が良好な家庭的環境で，再び保護者と生活できるように指導を行っていく．

　児童虐待を行っている親は，親自身が子どものときに児童虐待を受けていたケースや，経済的な困窮，夫婦の不和や孤独感などが背景にあることが多いため，それらに配慮した援助を行っていくことが児童虐待の再発防止には重要である．

　児童虐待への対応においては，児童の生命を守るために，ときには親に対して緊急に強制

的な対応をする必要がある. 一方で, 良好な家庭環境を整えて児童虐待の再発を予防するためには, その親と信頼関係を築いて援助を行う必要がある. そのため, 相反する2つの役割が期待されているという強いジレンマがある.

C. 小児医療費公費負担制度

1 小児慢性特定疾病

治療が長期にわたり, 医療費の負担も高額になる病気の医療費を公費で負担するもので, 児童福祉法で規定されている. 対象疾患は, 悪性新生物, 慢性腎疾患, 慢性呼吸器疾患, 慢性心疾患, 内分泌疾患, 膠原病, 糖尿病, 先天性代謝異常, 血液疾患, 免疫疾患, 神経・筋疾患, 慢性消化器疾患, 染色体または遺伝子に変化を伴う症候群, 皮膚疾患群, 骨系統疾患, 脈管系疾患である. 悪性新生物が対象疾患に入っているなど, 成人での特定疾患と異なる点に注意が必要である.

2 自立支援医療（育成医療）

障害児への医療は, 障害者総合支援法による自立支援医療として給付されている（2006〈平成18〉年までは児童福祉法による育成医療, 2012〈平成24〉年度までは障害者自立支援法による自立支援医療). 未成年の障害児については, 音声・言語機能障害, 肢体不自由, 心臓障害, 視覚障害などでの給付が多い.

3 養育医療

未熟児の入院医療費などが給付されるもので, 母子保健法で規定されている.

4 療育の給付（療育医療）

結核で長期入院が必要な児童に対して, 医療費や学習・療養生活に必要な物品を給付するもので, 児童福祉法で規定されている.
医療費公費負担制度ではないが, 療育の指導も児童福祉法により規定されている. 身体障害児や病気により長期療養を必要とする児童について, 健康診査, 相談, 指導を行うもので, 保健所の業務となっている.

5 乳幼児医療費助成

乳幼児が受けるすべての医療について, 健康保険でカバーされない自己負担分を公費で助

成して，事実上，無料，または少額の自己負担で乳幼児医療が受けられるようにするものである．国や都道府県の財源も使いながら，最終的に市町村が実施している．対象年齢は市町村によって異なるが，少子化対策の一環として引き上げられていく傾向にある．

　医療費助成には，償還払い方式と現物支給方式がある．償還払い方式は，医療機関を受診したときに，いったん，保護者が自己負担分を支払い，あとで市町村に請求する方法である．現物支給方式は，医療機関を受診したときに保護者はまったく支払いをしなくてよく，自己負担分は医療機関から直接市町村に請求する方法である．

D.　母体保護法

　母体保護法は，不妊手術と人工妊娠中絶に関して定めており，母性の生命健康を保護することを目的としている．不妊手術とは，生殖腺を除去しないで生殖を不能にする手術であり，通常，卵管や精管を結んで卵子や精子が通らないようにする手術を行う．人工妊娠中絶とは，胎児が母体外で生命を保続できない時期に，人工的に胎児と附属物を母体外に取り出す処置である．人工妊娠中絶が認められる妊娠週数は，医学の進歩によって短くなってきており，現在は妊娠満 21 週まで認められている．不妊手術と人工妊娠中絶は，母体保護法による指定医のみが行うことができる．指定医は，1 ヵ月分ずつまとめて実施件数を都道府県に届け出る．

E.　健やか親子 21（第 2 次）

　母子保健の向上のために，国・地方自治体だけではなく，種々の関係機関・団体が協力して推進していく国民運動である．2001〜14（平成 13〜26）年度までの第 1 次に続き，2015（平成 27）年度から始まった第 2 次がまとめられている．基盤課題として，A 切れ目ない妊産婦・乳幼児への保健対策，B 学童期・思春期から成人期に向けた保健対策，C 子どもの健やかな成長を見守り育む地域づくり，重点課題として，①育てにくさを感じる親に寄り添う支援，②妊娠期からの児童虐待防止対策が掲げられている．

F.　子ども・子育て支援新制度

　子ども・子育て支援法などが 2015（平成 27）年度から施行されて，子育て支援が量的にも質的にも拡充された．具体的には，①子ども・子育て支援給付制度が創設された．これは，認定子ども園，幼稚園，保育所に共通に教育・保育料を給付（施設型給付）するとともに，小規模保育，家庭的保育（自宅で子どもを預かる保育ママ制度），居宅訪問型保育（子どもの家庭に訪問して保育を行うベビーシッター），事業所内保育などへの給付（地域型保

育給付）である．②認定子ども園制度の改善として，幼稚園と保育所の機能を併せもつ認定こども園が促進されている．③地域の実情に応じた子ども・子育て支援（地域子ども・子育て支援事業）として，地域子育て支援拠点（子育てひろば），一時預かり，乳児家庭全戸訪問，延長保育，病児・病後児保育，放課後児童クラブ，妊婦健診など，多様なニーズに応える事業を展開している．また，これらの体制づくりとして，市町村が実施主体と位置づけられ，市町村子ども・子育て支援事業計画の策定が行われる．国に子ども・子育て本部，子ども・子育て会議が設置され，市町村・都道府県においても地方版子ども・子育て会議の設置が努力義務となっている．

📖 練 習 問 題

1) 新生児，乳児，幼児の定義を説明しなさい．
2) 母子に関する健診にはどのようなものがあるかあげなさい．
3) 個別健診方式と集団健診方式の利点と欠点を述べなさい．
4) 養育医療，療育の給付，療育の指導について，対象者と根拠法を述べなさい．
5) 健やか親子21（第2次）の基盤課題と重点課題をあげなさい．

第12章

学校の健康管理

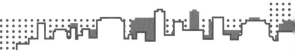

　学校は集団で教育する場であるため，健康管理にも特別な配慮がなされている．学校教育法では，健康の保持増進，健康診断の実施を義務づけており，学校保健安全法では健康診断について，実施時期，実施項目について規定している．学校においては，保健主事が中心となり養護教諭や学校医ら学校保健従事者と協力し学校保健計画を作成，健康診断，保健教育などさまざまな学校保健活動を行っている．

　文部科学省が毎年実施している学校保健統計調査によると，「う歯」「裸眼視力 1.0 未満」の被患率が高く，「鼻・副鼻腔疾患」は小学校でもっとも割合が高くなっている．また，最近の傾向として「喘息」の者の割合は増加傾向を示しており，注意を要する．

　学校給食は学校における教育の一環であり，食生活の改善に寄与する意義があるため，学校給食法によって規定されている．

　学校における保健教育は，指導要領によって発達に応じた教育内容が決められている．

A. 健康診断と保健指導

　学校における保健活動は，学校生活における健康の保持増進をはかるだけでなく，学校教育の一環として，自らの健康をいっそう増進できる能力を育成する役割も担っている．

　学校教育法では，第1条に学校の範囲を「幼稚園，小学校，中学校，義務教育学校，高等学校，中等教育学校，特別支援学校，大学及び高等専門学校」と規定している．また第12条では，「学校においては，別に法律で定めるところにより，幼児，児童，生徒及び学生並びに職員の健康の保持増進を図るため，健康診断を行い，その他その保健に必要な措置を講じなければならない」としている．

　この目的を達成するため，1958（昭和33）年には学校保健法が制定され，健康診断体制の基礎ができた．2009（平成21）年4月には学校保健安全法と改められ，養護教諭を中心とした保健指導の充実や学校環境衛生基準の法制化がなされ，学校保健と学校安全の充実がはかられた．

1　健康診断

　学校保健安全法（施行令，施行規則を含む）では，健康診断は「就学時の健康診断」「児童生徒等の定期・臨時の健康診断」「職員の定期・臨時の健康診断」に分かれている.

a　実施時期

1）就学時の健康診断
　就学4ヵ月前（11月30日）まで
　（手続きに支障がなければ3ヵ月前までで可）

2）定期の健康診断
　毎学年6月30日まで

b　健康診断の項目

1）就学時および「児童，生徒，学生及び幼児」の定期健康診断の項目
　就学時および「児童，生徒，学生及び幼児」の定期健康診断の概略は**表12-1**のとおりで

表 12-1　就学時および定期健康診断の項目一覧 （2019 年 4 月現在）

項　目	幼稚園	就学時	小1年	小2年	小3年	小4年	小5年	小6年	中1年	中2年	中3年	高1年	高2年	高3年	大学
保健調査（アンケート）	○		◎	○	○	○	○	○	○	○	○	○	○	○	○
身長・体重	◎		◎	◎	◎	◎	◎	◎	◎	◎	◎	◎	◎	◎	◎
栄養状態	◎	◎	◎	◎	◎	◎	◎	◎	◎	◎	◎	◎	◎	◎	◎
脊柱・胸郭・四肢，骨・関節	◎	◎	◎	◎	◎	◎	◎	◎	◎	◎	◎	◎	◎	◎	△
視力（眼鏡等使用者は裸眼省略可）	◎	◎	◎	◎	◎	◎	◎	◎	◎	◎	◎	◎	◎	◎	△
聴力	◎	◎	◎	◎	◎	△	◎	△	◎	△	◎	◎	△	◎	△
眼	◎	◎	◎	◎	◎	◎	◎	◎	◎	◎	◎	◎	◎	◎	◎
耳鼻咽喉頭	◎	◎	◎	◎	◎	◎	◎	◎	◎	◎	◎	◎	◎	◎	◎
皮膚	◎	◎	◎	◎	◎	◎	◎	◎	◎	◎	◎	◎	◎	◎	◎
歯・口腔	◎	◎	◎	◎	◎	◎	◎	◎	◎	◎	◎	◎	◎	◎	△
結核　X線間接撮影												◎			＊
結核　X線直接撮影・喀痰			○	○	○	○	○	○	○	○	○	○	○	○	○
心臓　臨床医学的検査	◎		◎	◎	◎	◎	◎	◎	◎	◎	◎	◎	◎	◎	◎
心臓　心電図	△		◎	△	△	△	△	△	◎	△	△	◎	△	△	△
尿　タンパク	◎		◎	◎	◎	◎	◎	◎	◎	◎	◎	◎	◎	◎	△
尿　糖	△		◎	◎	◎	◎	◎	◎	◎	◎	◎	◎	◎	◎	△
その他臨床医学的検査	◎	◎	◎	◎	◎	◎	◎	◎	◎	◎	◎	◎	◎	◎	◎

注）◎：全員に実施　○：必要者に実施　△：省略可　＊：第1学年に限定して実施
[学校保健安全法施行令，学校保健安全法施行規則をもとに作成]

表 12-2　学校職員の定期健康診断の項目

①身長・体重・腹囲
②視力・聴力
③結核の有無
④血圧測定
⑤尿検査（尿糖・尿タンパク）
⑥胃 X 線間接撮影（妊婦，40 歳未満を除く）
⑦貧血検査（ヘモグロビン，赤血球数）
⑧肝機能検査 AST（GOT），ALT（GPT），γ-GT（γ-GTP）
⑨血中脂質検査（LDL コレステロール，HDL コレステロール，中性脂肪）
⑩血糖検査（空腹時血糖または随時血糖）
⑪心電図検査
⑫その他の疾病および異常の有無

ある．定期健康診断の項目については疾病の動向や社会の実情を踏まえ，見直しが行われてきた．

①胸囲については疾病の動向に応じて高校まで必須の項目であったが，検査に加えることのできる項目とした．②裸眼視力については，コンタクトレンズ使用などで不都合がある場合に省略できることとした．③聴力については偶数学年は省略できることとなっていたが，小学第 2 学年には全員実施することとした．④未処理歯については「C」のみとし，要観察歯には「CO」を用いることとした．⑤心電図検査を小学第 1 学年，中学第 1 学年，高等学校第 1 学年に実施することとした．⑥座高と寄生虫卵検査を 2016（平成 28）年度から省略できることとした．⑦四肢の状態を必須項目として追加した．⑧健康診断票を省令の規定から通知での例示とした．

結核検診では，結核罹患率の減少から，ツベルクリン反応検査の実施は不要となった．X線間接撮影は高等学校 1 年生および大学 1 年生にのみ実施することとなった．

健康診断の結果は，21 日以内に本人およびその保護者に通知し，疾病予防や治療など適切な措置を講じることとされている（学校保健安全法第 14 条）．

2）職員の定期健康診断の項目

職員に対しては学校保健安全法施行規則第 13 条にて健康診査項目が規定されている（**表12-2**）．

⑦〜⑪の項目については，35 歳未満および 36 歳以上 40 歳未満の職員については検診項目から除くことができる．健康診断の結果，異常が認められた職員に対しては，職務内容，強度を考慮し，生活・医療面から指導を受けることとされている．

2　保健指導

文部科学省では，学校における定期健康診断結果の抽出調査である学校保健統計調査を毎年実施している．**表 12-3** は，2005（平成 17）年および 2018（平成 30）年における疾病・異常の頻度を示したものである．もっとも被患率が高いのは，幼稚園・小学校では「う歯」であり，中学校・高等学校では「裸眼視力 1.0 未満」であった．1979（昭和 54）年をピーク

表 12-3　学校種別疾病・異常の頻度と変化

	幼稚園			小学校			中学校			高等学校		
	2005年	2018年	2018年-2005年	2005年	2018年	2018年-2005年	2005年	2018年	2018年-2005年	2005年	2018年	2018年-2005年
う歯	54.39	35.10	−19.29	68.19	45.30	−22.89	62.72	35.41	−27.31	72.78	45.36	−27.42
裸眼視力1.0未満の者	20.38	26.68	6.30	26.46	34.10	7.64	47.77	56.04	8.27	58.42	67.23	8.81
鼻・副鼻腔疾患	3.18	2.91	−0.27	11.18	13.04	1.86	10.59	10.99	0.40	8.14	9.85	1.71
口腔咽喉頭疾患・異常	2.02	1.45	−0.57	1.86	1.34	−0.52	1.24	0.75	−0.49	0.63	0.31	−0.32
尿タンパク検出の者	0.60	1.03	0.43	0.58	0.80	0.22	2.08	2.91	0.83	1.83	2.94	1.11
心電図異常	−	−	−	2.40	2.40	0.00	3.18	3.27	0.09	3.20	3.34	0.14
喘息	1.58	1.56	−0.02	3.27	3.51	0.24	2.67	2.71	0.04	1.71	1.78	0.07

被患率：％，−は調査なし，心電図異常については 6 歳，12 歳，15 歳のみ実施している
[文部科学省：学校保健統計調査をもとに作成]

に「う歯」の被患率は減少しているが，フッ化物の利用はいまだ低く，先進国に比べると 1
人平均う歯数は高い状態となっている．「鼻・副鼻腔疾患」は小学校でもっとも割合が高い．
「肥満傾向の者」の判定基準が 2006（平成 18）年度から変更になった．2018（平成 30）年
の男子では 5 歳 2.6％，11 歳 10.0％，14 歳 8.4％，17 歳 10.5％となっている．女子では 5 歳
2.7％，11 歳 8.8％，14 歳 7.2％，17 歳 7.9％となっている．

　学校における死亡事故を日本スポーツ振興センターの死亡見舞金給付件数でみると，2017
（平成 29）年には 57 件の死亡事故が発生し，全体の 4 割を突然死が占め，突然死の 4 割は
心臓系で，3 割は頭部外傷，2 割は中枢神経系であった（**表 12-4**）．

　表 12-5 は，学校において感染症にかかっている者についての出席停止の基準を示したも
のである．2008（平成 20）年の感染症の予防及び感染症の患者に対する医療に関する法律
（感染症法）の改正に伴い，学校感染症の出席停止の基準も改定された．第 1 種，第 2 種，
第 3 種に区分されている．第 1 種学校感染症は感染症法において，1 類感染症，2 類感染症
に区分されている感染症（結核を除く）で感染力が強く，重篤な疾患である．第 2 種学校感
染症は，主に従来第 2 類学校伝染病に含まれていた疾患で，出席停止の基準もほぼ同様と
なっている．第 3 種学校感染症は，主に従来第 3 類学校伝染病に分類されていた疾患で，飛
沫感染はしないが，学校教育活動により流行を広げる可能性のある感染症が該当する．

　腸管出血性大腸菌感染症は，感染症予防法では 3 類感染症に分類されている．1996（平成
8）年には腸管出血性大腸菌 O157 による集団食中毒が多発した．岡山県邑久町，堺市の食
中毒では，学校給食が原因となったことから，全国の学校給食施設の一斉点検を実施し，施
設の整備および衛生管理マニュアルの充実をはかった．大腸菌以外にもサルモネラ菌による

表 12-4　学校における死因別死亡見舞金給付状況（2018 年度）

	総　数		小学校	中学校	高等学校	高等専門学校	幼稚園	幼保連携認定こども園	保育所など
	件	構成割合(%)							
総数	74	100.0	13	27	28	1	0	1	4
突然死	25	33.8	6	7	10	0	0	0	2
心臓系	11	14.9	2	3	6	0	0	0	0
中枢神経系（頭蓋内出血）	11	14.9	3	3	4	0	0	0	1
大血管系など	3	4.1	1	1	0	0	0	0	1
頭部外傷	10	13.5	1	3	6	0	0	0	0
溺死	4	5.4	1	1	2	0	0	0	0
頸髄損傷	1	1.4	1	0	0	0	0	0	0
窒息死（溺死以外）	15	20.3	1	10	2	1	0	0	1
内臓損傷	4	5.4	1	0	2	0	0	1	0
熱中症	1	1.4	1	0	0	0	0	0	0
全身打撲	13	17.6	1	6	5	0	0	0	1
電撃死	0	0.0	0	0	0	0	0	0	0
焼死	0	0.0	0	0	0	0	0	0	0
その他	1	1.4	0	0	1	0	0	0	0

（単位　件）
［日本スポーツ振興センター：災害共済給付状況（2018 年度）をもとに作成］

食中毒は増加傾向を示しており，食材調達から調理過程，保存，運搬に至るまで細心の注意を払う必要がある．

　校長は，感染症にかかっている者，その疑いのある者，およびかかるおそれのある児童生徒等の出席を停止させることができ（学校保健安全法第 19 条），また，学校の設置者は，感染症予防上必要があるときは，臨時に，学校の全部または一部の休業を行うことができる（同法第 20 条）ことになっている．

表 12-5　学校感染症の出席停止の基準

区分	感染症名	出席停止期間	備　考
第1種	1．エボラ出血熱 2．クリミア・コンゴ出血熱 3．重症急性呼吸器症候群（病原体が SARS コロナウイルスであるものに限る） 4．痘そう 5．南米出血熱 6．ペスト 7．マールブルグ病 8．ラッサ熱 9．急性灰白髄炎 10．ジフテリア 11．鳥インフルエンザ（H5N1，H7N9） 12．中東呼吸器症候群（MERS）	治癒するまで	感染症の 1 類，2 類感染症（結核を除く）
第2種	1．インフルエンザ（鳥インフルエンザ（H5N1，H7N9），新型インフルエンザを除く）	発症したのち 5 日を経過し，かつ，解熱したのち 2 日を経過するまで（ただし，幼稚園児については解熱後 2 日ではなく 3 日経過するまで）	飛沫感染し，学校において流行を広げる可能性の高い感染症
	2．百日咳	特有の咳が消失するまでまたは 5 日間の適正な抗菌性物質製剤による治療が終了するまで	
	3．麻疹	解熱後 3 日を経過するまで	
	4．流行性耳下腺炎	耳下腺，顎下腺または舌下腺の腫脹が発現したのち 5 日を経過し，かつ，全身状態が良好になるまで	
	5．風疹	発疹が消失するまで	
	6．水痘	すべての発疹が痂皮化するまで	
	7．咽頭結膜熱	主要症状消退後 2 日を経過するまで	
	8．結核	伝染のおそれがないと認めるまで	
	9．髄膜炎菌性髄膜炎	病状により学校医その他の医師において伝染のおそれがないと認めるまで	
第3種	1．コレラ 2．細菌性赤痢 3．腸管出血性大腸菌感染症 4．腸チフス 5．パラチフス 6．流行性角結膜炎 7．出血性結膜炎 8．その他の感染症	病状により学校医その他の医師において伝染のおそれがないと認めるまで	飛沫感染はしないが，学校教育活動により流行を広げる可能性のある伝染病

［学校保健安全法施行規則をもとに作成］

コラム

体力・運動能力の動向と体力テスト

　文部科学省は，1964（昭和39）年から「体力・運動能力調査」を，2008（平成20）年度からは全国の小学校5年生および中学校2年生を対象に「全国体力・運動能力，運動習慣等調査（全国体力調査）」を実施している．それによると，子どもの体力・運動能力は，1985（昭和60）年頃をピークに低下しはじめたものの，近年は横ばい，もしくは増加しはじめてきた．一方，運動する子どもとしない子どもの二極化の傾向が指摘されている．

　ところで，1999（平成11）年度の体力・運動能力調査から導入した「新体力テスト」では，それまでの運動能力テストと体力診断テストからなる「スポーツテスト」を見直し，国民の体位の変化，スポーツ医学，科学の進歩や高齢化の進展などを踏まえた現状に見合ったものとなっている．そのうち，握力，上体起こし，長座体前屈は6〜79歳まで，反復横跳び，20mシャトルラン，立ち幅跳びは6〜64歳までを対象にテストを行っている（表）．いずれの項目においても，ある年代でピークレベルに達するものの，加齢に伴い低下していくが，その程度はテスト項目によって大きく異なる．

表　新体力テスト実施項目

	6〜11歳	12〜19歳	20〜64歳	65〜79歳
握力	○	○	○	○
上体起こし	○	○	○	○
長座体前屈	○	○	○	○
反復横跳び	○	○	○	
20mシャトルラン（往復持久走）	○	○[*1]	○[*2]	
50m走	○	○		
立ち幅とび	○	○	○	
ハンドボール投げ	○	○		
持久走		○		
急歩			○	
開眼片足立ち				○
10m障害物歩行				○
6分間歩行				○
activity of daily living（日常生活活動テスト）質問紙調査				○

[*1] 持久走か20mシャトルラン（往復持久走）のどちらかを選択．
[*2] 急歩か20mシャトルラン（往復持久走）のどちらかを選択．

B.　学校給食

　わが国の学校給食は，1889（明治22）年山形県下の私立忠愛小学校で，欠食児童のために行われたのが最初とされている．学校給食法は，1954（昭和29）年に制定され，2009（平成21）年4月には，学校給食を活用した食に関する指導の充実と学校給食の水準と衛生管理確保のため全国基準の法制化がなされた．
　目標として以下の7点をあげている（学校給食法第2条）.
①適切な栄養の摂取による健康の保持増進を図ること
②日常生活における食事について正しい理解を深め，健全な食生活を営むことができる判断力を培い，望ましい食習慣を養うこと
③学校生活を豊かにし，明るい社交性及び協同の精神を養うこと
④食生活が自然の恩恵の上に成り立つものであることについての理解を深め，生命及び自然を尊重する精神並びに環境の保全に寄与する態度を養うこと
⑤食生活が食にかかわる人々の様々な活動に支えられていることについての理解を深め，勤労を重んずる態度を養うこと
⑥我が国や各地域の優れた伝統的な食文化についての理解を深めること
⑦食料の生産，流通及び消費について，正しい理解に導くこと
　学校給食の栄養に関する専門的事項を司る職員（学校給食栄養管理者）は，栄養士の免許を有する者で，学校給食の実施に必要な知識または経験を有するものでなければならないとされている（学校給食法第7条）．文部科学省では学校給食摂取基準を**表12-6**のように定めている．不足しがちな栄養素や成長期に必要な栄養素は，学校給食から1日の食事摂取基準目標量の半分以上摂取できるよう配慮されている．
　わが国の学校給食の普及状況はきわめて高く，2018（平成30）年には995万人の児童生徒が学校給食を受けている．完全給食の普及率を児童生徒数でみると，小学校99.1％，中学校82.7％，義務教育学校95.4％，特別支援学校87.9％，夜間定時制高等学校29.1％となっており，中学校，夜間定時制高等学校では普及が遅れている（**表12-7**）.

C.　栄養教諭

　文部科学省は2005（平成17）年に新たに栄養教諭制度を設けた．背景としては，食生活を取りまく社会環境が大きく変化し，食生活の多様化が進む中で，朝食をとらないなど子どもの食生活の乱れが指摘されたことから，子どもが将来にわたって健康に生活していけるよう，栄養や食事のとり方などについて正しい知識に基づいて自ら判断し，食をコントロールしていく「食の自己管理能力」や「望ましい食習慣」を子どもたちに身につけさせることが必要となっていることがある．学校における食に関する指導（食育）の推進に中核的な役割を担う職種として創設されたものである．

表 12-6　児童または生徒 1 人 1 回当たりの学校給食摂取基準

区　分	基準値			
	児童（6〜7 歳）の場合	児童（8〜9 歳）の場合	児童（10〜11 歳）の場合	生徒（12〜14 歳）の場合
エネルギー（kcal）	530	650	780	830
タンパク質（%）	学校給食による摂取エネルギー全体の 13〜20%			
脂質（%）	学校給食による摂取エネルギー全体の 20〜30%			
ナトリウム（食塩相当量）（g）	2 未満	2 未満	2.5 未満	2.5 未満
カルシウム（mg）	290	350	360	450
マグネシウム（mg）	40	50	70	120
鉄（mg）	2.5	3	4	4
ビタミン A（μg RAE）	170	200	240	300
ビタミン B$_1$（mg）	0.3	0.4	0.5	0.5
ビタミン B$_2$（mg）	0.4	0.4	0.5	0.6
ビタミン C（mg）	20	20	25	30
食物繊維（g）	4 以上	5 以上	6 以上	6.5 以上

注 1) 表に掲げるもののほか，次に掲げるものについてもそれぞれ示した接取について配慮すること.
　　亜鉛：児童（6〜7 歳）2 mg，児童（8〜9 歳）2 mg，児童（10〜11 歳）2 mg，生徒（12〜14 歳）3 mg
注 2) この摂取基準は，全国的な平均値を示したものであるから，適用に当たっては，個々の健康および生活活動等の実態ならびに地域の実情等に十分配慮し，弾力的に適用すること.
注 3) 献立の作成に当たっては，多様な食品を適切に組み合わせるよう配慮すること.
［文部科学省：学校給食実施基準（2018 年 8 月 1 日施行）より引用］

表 12-7　学校給食実施状況（2018 年 5 月 1 日現在）

区　分		全国総数	完全給食[*1]		計	
			実施数	実施率	実施数	実施率
小学校	学校数	19,635	19,350	98.5	19,453	99.1
	児童数	6,427,867	6,352,201	98.8	6,368,135	99.1
中学校[*2]	学校数	10,203	8,819	86.4	9,155	89.7
	生徒数	3,269,377	2,577,705	78.8	2,703,440	82.7
義務教育学校	学校数	82	82	100.0	82	100.0
	児童・生徒数	34,679	33,076	95.4	33,076	95.4
特別支援学校	学校数	1,132	1,005	88.8	1,018	89.9
	幼児・児童・生徒数	143,379	125,188	87.3	126,060	87.9
夜間定時制高等学校	学校数	565	297	52.6	384	68.0
	生徒数	76,461	18,816	24.6	22,216	29.1
計	学校数	31,617	29,553	93.5	30,092	95.2
	幼児・児童・生徒数	9,951,763	9,106,986	91.5	9,252,927	93.0

[*1] 給食内容がパンまたは米飯，ミルクおよびおかずである給食.
[*2] 中学校には中等教育学校（前期課程）も含む.
［文部科学省：学校給食実施状況等調査（平成 28 年度），2017 より引用］

　　職務としては，①肥満，偏食，食物アレルギーなどの児童生徒に対する個別指導，②学級活動，教科，学校行事などの時間に学級担任などと連携して，集団的な食に関する指導を行うこと，③他の教職員や家庭・地域と連携した食に関する指導を推進するための連絡・調整を行うこと，④栄養管理，衛生管理，検食，物資管理などの学校給食の管理を行うことである．

　　資格としては，栄養教諭普通免許状（専修，一種，二種）をもつ必要がある．大学における所要単位の修得により取得することが基本であるが，現在の学校栄養職員は，一定の在職経験と都道府県教育委員会が実施する講習などにおいて所定の単位を修得することにより免許を取得できる．配置は都道府県教育委員会の判断によってなされ，すべての学校に配置されることにはなっていない．採用や研修などについては，養護教諭と同様の措置が講じられている．

D.　保健教育

　　学校における保健教育は，教科教育として展開される保健学習と教科教育以外の特別活動に分けられる．

　　小学校の教育課程は，小学校学習指導要領に基づいている．第3学年から第6学年の体育科の時間が保健学習に当てられている．小学校では，からだの発育，けがの防止，病気の予防などについて理解させることとしている．中学校では，中学校学習指導要領に基づいて，3年間を通じて保健体育の時間が保健学習に当てられている．中学校では，心身の発達，健康と環境，傷害の防止と疾病の予防などについて理解を深める内容となっている．高等学校では，高等学校学習指導要領に基づいて，第1学年，第2学年において現代社会と健康，生涯を通じる健康，社会生活と健康について保健学習を履修させることになっている．

　　教科教育のほかにも，生徒会活動，学校行事，学級活動などを通して保健活動が行われている．

E.　児童生徒の問題行動

　　以下に，2017（平成29）年度の「児童生徒の問題行動・不登校等生徒指導上の諸問題に関する調査」による結果を示す．学校内外における暴力行為の発生件数は，63,325件で児童生徒千人当たりの発生件数は4.8人となっている．学校別，学校内外別にみると，学校外の暴力行為は，高校では横ばいであるのに対し，小学校では上昇傾向，中学校では減少傾向にある．暴力行為に対する対策としては，①教員と生徒の信頼関係を基調としつつ，ときに毅然とした対応をすること，②学校の「抱え込み」意識を捨てること，③「学校における指導体制」と「関係機関との連携」について具体的に提示すること，④小学校の生徒指導を充実させることが重要とされている．

　いじめの認知件数は，414,378 件となっている．千人当たりの認知件数は，30.9 人であった．近年，とくに小学校において急増している．いじめへの対策としては，①いじめは人間として絶対許されない行為であることを知らせる，②いじめられている子どもの立場に立った親身の指導を行う，③家庭教育のあり方についても問題点を明らかにする，④教師の指導上の問題点を明らかにする，⑤家庭，学校，地域社会のすべての関係者が一体となって取り組み，必要に応じて出席停止，欠席，学級替え，転校など弾力的な措置をとることが重要とされている．

　小・中学校の不登校児童生徒数は，144,031 人で近年増加している．対策としては，①子どもにとって楽しい学校の実現をはかることと，②スクールカウンセラーの派遣や教室相談員の配置が有用とされている．高等学校の不登校生徒数は，49,643 人で長期的には減少傾向にあったが，前年に比較すると若干の増加となった．

　高等学校の中途退学者数は，46,802 人で，中途退学率は 1.3% となっている．ここ数年は，実数，率とも減少傾向にある．中途退学の対策としては，①中学校において進路，生き方を主体的に考える指導を行うこと，②高校のガイダンス機能を充実させること，③積極的な進路変更の支援を行うことが大切とされている．

　小・中・高校の自殺者数は 250 人で，過去 20 年間は，100 人から 200 人の間で推移してきたが，近年上昇傾向にあり深刻な状況が続いている．自殺には，若年者では学業や恋愛が深く関与しており，本人の悩みを聞き出し適切な対応をすることが求められている．

練習問題

1) 学校教育法における学校の種類を列挙しなさい．
2) 学校の健康管理に関する法律をあげなさい．
3) 学校保健安全法により定められている健康診断を 3 つあげなさい．
4) 就学時健康診断の項目を列挙しなさい．
5) 学校保健統計調査における最近の被患率の傾向について述べなさい．
6) 学校感染症を列挙し，出席停止期間について説明しなさい．
7) 学校給食の目標とは何か説明しなさい．
8) 学校給食の栄養に関する専門的事項を担当する職員の資格を示しなさい．
9) 栄養教諭の職務について述べなさい．
10) 児童生徒の問題行動の種類と対処方法について述べなさい．

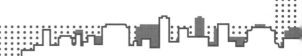

第13章

職場の健康管理

A. 労働と健康

　産業保健の目的は，あらゆる職業に従事する人々の肉体的，精神的および社会的福祉を最高度に増進し，かつこれを維持することとされている（ILO/WHO 1950）．そのための方策として，労働に起因する健康障害の防止，健康に不利な諸条件からの保護，生理的および心理的特徴に適応する作業環境への適正配置（人に対し，仕事を適応させる），がある．

　産業保健とは，職場で働く人々の疾病を予防し，健康を保持・増進する学問と実践活動をいう．産業保健活動としての健康管理の目的は，労働者の健康保持・増進と労働と健康の両立にある．産業保健活動は，疾病・障害の有無にかかわらずすべての労働者の，多岐にわたる作業関連疾患を対象とする（**表13-1**）．

　産業保健活動としての健康管理の対象は，時代とともに変遷している．わが国の場合，第

表 13-1　**職場における健康管理の内容**

健康診断その事後措置
　医学上の指示（要医療，適正医療），就業上の勧告（適正配置，就業制限），保健指導・生活指導，統計を用いた職場全体への対応，環境測定と作業管理との照合，監督署への届出

疾病管理
　療養指導，専門医療機関への紹介，職場復帰

保健指導と健康相談
　生活習慣・健康に関する情報提供，受診勧奨

健康教育・衛生教育
　健康保持増進のための知識，労働災害発生防止・職業関連疾患予防，快適職場形成

職場巡視
　健康障害の環境要因把握，労働災害防止のための措置

健康の保持増進
　健康測定，運動指導，心理相談，栄養指導，保健指導

救急事態への準備と処置

健康管理活動の評価

二次世界大戦後，労働基準法が 1947（昭和 22）年に制定・施行された．当時の課題は，結核，赤痢などの感染症や重金属による中毒およびけい肺の防止で，有害物質の製造禁止，安全衛生教育，健康診断など労働基準や職場環境の整備が進められた．その後の急激な経済発展の中で，職業病や労働災害が多発した．1950 年代後半〜1970 年代前半の高度経済成長期には，鉛中毒，炭鉱災害による一酸化炭素中毒，チェーンソーによる振動障害，重量運搬による腰痛症などが課題であった．

　1970 年代後半には，労働人口の高齢化の進行，産業構造の変化や技術革新の進歩に伴い，生活習慣病予防とストレス対策が課題となった．当時は，健康診断による疾病の早期発見（二次予防）が主な方策であったが，その後，健康保持増進措置の実施を通じて労働者の心身の健康を確保（一次予防）する努力が事業者に求められるようになった．平成に入り，労働安全衛生法に快適な職場環境の形成のための措置が盛り込まれた．

コラム

治療と仕事の両立

　治療と仕事の両立とは，働く意欲・能力のある労働者が，仕事を理由として治療機会を逃すことなく，また，治療の必要性を理由として職業生活の継続を妨げられることなく，適切な治療を受けながら，生き生きと就労を続けられること，とされている．

　わが国の労働人口の約 3 人に 1 人がなんらかの病気を抱えながら働いている．がんを例にとると，年間約 85 万人が新たにがんと診断され，その 1/3 が就労世代である．がん医療の進歩などにより，がん患者の生存率は向上しており，がんの治療のため，仕事をもちながら通院している者は約 32.5 万人いるとされる．一方で，職場の受け入れ態勢が不十分であるなどの理由で，多くのがん診断後の勤務者が仕事を辞めざるをえない状況が続いている．

　以上のような状況を鑑み，2016（平成 28）年 2 月に，厚生労働省から，がん，脳卒中，糖尿病，メンタルヘルスの疾患を抱える労働者に，適切な就業上の措置や治療に対する配慮を行い，治療と職業生活が両立できるようにするため，事業場における取り組みなどをまとめた「事業場における治療と職業生活の両立支援のためのガイドライン」が公表された．治療と仕事の両立支援のために，①労働者が事業者に支援を求める申し出（主治医による配慮事項などに関する意見書の提出）を行い，②事業者が必要な措置や配慮について産業医などから意見を聴取し，そのうえで，③事業者が就業上の措置などを決定・実施（「両立支援プラン」の作成）するとした進め方を提案している．

　労働者と事業者，労働者と主治医の間で，両立支援に向けた労働者のサポートを行うコーディネーターの養成が行われている．

　その後，増加していた脳・心臓疾患につながる所見を有する労働者や深夜業に従事する労働者の健康管理対策の充実，化学物質による労働者の健康障害の防止をはかるための対策がとられてきた．近年は，過重労働による健康障害の防止をはかるために，長時間労働者に医師が面接指導を実施する義務やメンタルヘルス対策の一環としてストレスチェック制度が導入されている．

B.　労働安全衛生法

　産業保健の基本法規として，1947（昭和22）年施行の労働基準法と1972（昭和47）年施行の労働安全衛生法がある．労働基準法では，労働時間，休憩，休日，安全と衛生，女性や年少者の労働，災害の補償などについて，労働条件の最低基準を規定している．労働安全衛生法は，労働者の安全と健康の保持，快適な作業環境の形成を促進することを目的に，衛生教育，作業環境の維持，定期健康診断，健康管理手帳，病者の就業禁止・作業制限，産業医制度などについて規定している．関連する法規として，労働契約法では，労働者の安全への配慮を明示している．

C.　労働安全衛生対策

　労働安全衛生法に基づき，事業者の責任で行う労働者の健康を確保する活動のことを労働衛生管理と呼ぶ．労働安全衛生法は，事業者に，労働衛生管理体制の構築に必要な産業医をはじめとする労働衛生スタッフの選任と衛生委員会の設置を義務づけている．労働衛生管理の内容は，作業環境管理，作業管理，健康管理という3つの管理（3管理）と，3管理を支える基盤としての労働衛生管理体制（総括管理）と労働衛生教育に分けられ，これらを合わせて5管理と呼ぶこともある（**図13-1**）．
　作業環境管理は，作業環境中の有害物質を除去し，さらに快適な作業環境を維持することが目的である．作業管理は，作業関連疾患，労働災害予防の観点から作業自体を管理することである．健康管理は，労働者の健康を継続的に観察し，作業関連疾患・職業病の予防，衛生管理の改善・向上をはかることで，健康診断には一般健康診断と特殊健康診断（じん肺，特定化学物質，有機溶剤，鉛など）がある（後述）．

D.　産業保健従事者

　労働安全衛生管理体制の基本構造を**図13-2**に示す．これは事業者が責任を果たすための基本システムといえる．
　事業者は，総括安全衛生管理者，安全管理者，衛生管理者，安全衛生推進者（衛生推進

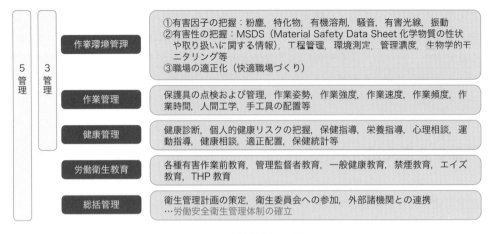

図 13-1　**労働衛生の 3 管理**

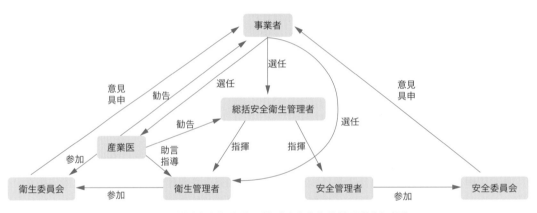

図 13-2　**労働安全衛生法に基づく安全衛生管理体制（例）**
注）安全衛生委員会を開催している事業場もある.

者），作業主任者および産業医などを事業場の規模に合わせて選任し，労働衛生管理の業務を行わせなければならない（**表 13-2**）.

　総括安全衛生管理者は，常時使用する労働者数が，林業，鉱業，建設業，運送業，清掃業では 100 人以上，製造業，電気・ガス業，水道業，通信などでは 300 人以上，その他の業種では 1,000 人以上の場合，選任が義務づけられている．安全衛生管理の最高責任者で，事業の実施に総括管理する権限と責任を有する.

　安全管理者は，一定の業種および規模の事業場ごとに，安全衛生業務のうち，安全にかかわる技術的事項を管理する者として選任される必要がある.

　衛生管理者は，総括安全衛生管理者，その他の者の指揮のもと，衛生に関する技術的事項を管理する．常時 50 人以上の労働者の事業場の事業者は，衛生管理者を選任する義務があり，事業場の規模に応じて必要とされる人数が定められている．常時 1,000 人を超える労働者の事業場，もしくは，常時 500 人以上の坑内労働者の事業場では，専任衛生管理者を選任

表 13-2　職場の安全衛生管理を司る者の主な職務

総括安全衛生管理者	・他の労働安全衛生管理者の指揮 ・安全衛生措置等が円滑に実施されるよう責任をもって取りまとめる
安全管理者	・建設物，設備，作業場所または作業方法に危険がある場合における応急措置または適当な防止の措置 ・安全装置，保護具その他危険防止のための設備・器具の定期的点検 ・作業の安全についての教育および訓練 ・発生した災害原因の調査および対策の検討 ・消防および避難の訓練 ・作業主任者その他安全に関する補助者の監督 ・安全に関する資料の作成，収集および重要事項の記録
衛生管理者	・健康に異常のある者の発見および処置 ・作業環境の衛生上の調査 ・作業条件，施設等の衛生上の改善 ・労働衛生保護具，救急用具などの点検および整備 ・衛生教育，健康相談その他労働者の健康保持増進に必要な事項 ・労働者の負傷および疾病，それによる死亡，欠勤および移動に関する統計の作成 ・その他衛生日誌の記載など業務上の記録の整備
産業医および産業歯科医	・健康診断および面接指導などの実施ならびにこれらの結果に基づく労働者の健康を保持するための措置に関すること ・作業環境の維持管理に関すること ・作業の管理に関すること ・以上のほか，労働者の健康管理に関すること ・健康教育，健康相談その他労働者の健康の保持増進をはかるための措置に関すること ・衛生教育に関すること ・労働者の健康障害の原因の調査および再発防止のための措置に関すること

する必要がある．

　産業医は，労働者の健康管理などを行うのに必要な知識について要件を備えた者で，労働者 50～3,000 人以下の事業場は 1 人，3,000 人を超える事業場では 2 人選任する義務がある．労働者が常時 1,000 人以上の事業場と，常時 500 人以上の労働者が有害業務に従事している事業場では，専属の産業医を必要とする．産業医は，事業者に対して，労働者の健康障害防止に関する適切な助言もしくは勧告をすることが求められている．衛生管理者を指導，助言する義務がある．

　そのほか，高圧室内作業その他の労働災害を防止するための管理を必要とする作業で，政令に定めるものについては，作業主任者の選任が義務づけられている．対象となる作業には，ガス溶接，ボイラー，X 線，石綿，鉛，酸欠，有機溶剤作業など，ほとんどの有害業務 31 種が含まれる．作業主任者は，有害業務管理について，労働者の現場での指揮，その他を行う．

　常時 50 人以上の労働者のいる事業場で衛生委員会（表 13-3）が設置され，事業場のすべての労働衛生に関する事項を審議する．衛生委員会は毎月 1 回以上開催するようにしなければならない．

表 13-3　衛生委員会の構成と審議事項

構　成	審議事項
①総括安全衛生管理者または事業を総括管理する者 ②産業医 ③衛生管理者 ④衛生に関し経験を有する労働者 ⑤全体の 1/2 は労働組合の推薦する者	・基本健康障害防止対策 ・災害の原因究明・再発防止 ・健康保持・増進 ・健康障害防止等の対策

E. 職業と健康障害

1 職業病と作業関連疾患

　職業に特有な環境条件や作業方法によってひき起こされる疾患を職業病という．一般的な概念として職業に起因する疾病をいうが，狭義には単一の要因が疾病をひき起こすものを指すことが多い．統計上は，業務上疾病ともいわれる．職業の労働条件と疾病の因果関係が密接なものといえる．

　職業性の有害要因への曝露と疾病の因果関係が一対一対応（職業病）ではなく，労働者自身の一般健康状態と職業性曝露の両者が発生・増悪要因として認められるような疾病を作業関連疾患と呼ぶ．とくに多要因による疾患を指すことが多く，生活習慣病ともオーバーラップする．

　健康管理の視点からは，両者は明確に区別できないことがあるが，主な疾病をあげると**表13-4** のようなものがある．

表 13-4　主な職業病・作業関連疾患

要　因	主な職業病	主な作業関連疾患
物理的環境要因 による健康障害	熱中症 減圧症（潜函病，ケイソン病，潜水病） 騒音性難聴 振動障害（白ろう病） 電離放射線障害	高血圧 動脈硬化 糖尿病 虚血性心疾患 脳血管障害 慢性非特異性呼吸器疾患 運動器疾患および心因性疾患 問題行動（喫煙，アルコール乱用など） ストレス関連疾患
化学的環境因子 による健康障害	一酸化炭素（CO）中毒 酸欠症 有機溶剤中毒（ベンゼン） 金属中毒（水銀，鉛） じん肺 職業性皮膚障害 職業性喘息 職業がん	
作業条件 による健康障害	頸肩腕障害 腰痛症 VDT 作業による健康障害	

VDT：visual display terminal

　産業疲労は，作業（労働）に起因する疲労で，時間的な経過により急性疲労と慢性疲労，疲労が蓄積する部位によって全身疲労と局所疲労，さらに，身体疲労と精神疲労に分類される．疲労の要因としては，作業強度や作業姿勢といった作業要因だけではなく，温熱などの環境要因，人間関係などの心理社会的要因，不健康な生活様式を含む個人要因などがある．疲労の種類と要因を的確に把握して，必要な休息をとることにより疲労の蓄積とそれによる事故や災害を防ぐ必要がある．

② 健康診断

　職場における健康診断には，一般健康診断（雇入れ時，定期など）と特殊健康診断（法令に基づくもの），その他がある（**表 13-5**，**表 13-6**）．事業者は一般健康診断と特殊健康診断の結果をいずれも個人に通知しなければならない．

　一般健康診断は，生活習慣病も念頭に置いた健康状態の把握とともに，作業環境や作業条件による健康影響の早期把握をし，必要に応じて作業転換，時短，職場環境改善，保健指導などの事後措置を行う（**図 13-3**）．

　特殊健康診断は，有害業務に従事する労働者を業務上疾病から守るために行う健康診断で，労働安全衛生法に基づくもの，じん肺法に基づくもののほか，行政指導に基づくものなどがあり，一般に 1 次健康診断（スクリーニング）と 2 次健康診断（精密検査）とに分けられる．一般健康診断同様，作業環境測定の結果なども参考にして作業環境改善や，労働者に対しては適切な保護具使用などの作業管理上の指導や作業転換などの事後措置を行うことに

表 13-5　職場で実施されている健康診断の目的，対象疾患，対象範囲と根拠法律

一般健康診断		特殊健康診断
・過労死防止，高齢化対策，深夜業・特定業務への適正配置 ・生活習慣病も念頭に置いた健康状態の把握，作業環境・作業条件等による健康影響・健康障害の早期把握 ・必要に応じて作業転換・時短・職場環境改善・保健指導 ・事業者の安全配慮義務履行と労働者の自己保健義務の担保	目　的	・作業環境や作業条件などにおける「特定された有害因子」による健康影響・健康障害の早期把握 ・必要に応じて作業転換・時短・職場環境改善・保健指導事業者の安全配慮義務履行
脳血管疾患・心疾患・糖尿病・高血圧・脂質異常症 労働安全衛生規則第 61 条（病者の就業禁止）や適正配置を検討すべき疾患：感染症・貧血・肝炎・腎疾患	対象疾患	単一の職業病
労働者のすべて	対象範囲	対象有害因子ごとに定められた対象業務に常時従事する労働者すべて：業務列挙方式
労働安全衛生法第 66 条-1	根拠法律	労働安全衛生法第 66 条-2（有害業務），労働安全衛生法第 66 条-3（歯科） じん肺法第 3 条，行政通達による指導勧奨

表 13-6　職場で実施されている健康診断の種類

一般健康診断	特殊健康診断	
	法令によるもの	行政指導によるもの
雇入時健康診断 定期健康診断 特定業務従事者健康診断 海外派遣労働者健康診断 給食従業員の検便 自発的健康診断	じん肺健康診断 有機溶剤健康診断 鉛健康診断 電離放射線健康診断 除染等電離放射線健康診断 特定化学物質健康診断 高圧業務健康診断 四アルキル鉛健康診断 歯科健康診断 石綿健康診断	VDT 作業健康診断 騒音健康診断 紫外線・赤外線 塩基性酸化マンガン 黄りん 有機りん剤 亜硫酸ガス 二硫化炭素 ベンゼンのニトロアミド化合物 レーザー光線 キーパンチ作業 重量物，など

VDT：visual display terminal
※労働安全衛生規則に定められた身体に負担や危険性の大きい特定有害業務では，通常，年に 1 回行う定期一般健康診断と同じ項目を，半年に 1 度行うことが義務づけられている.

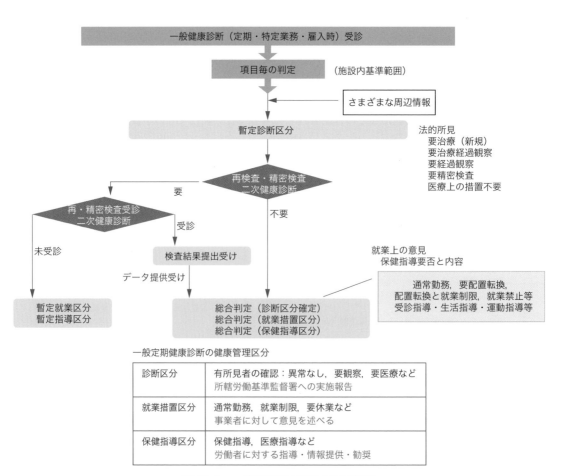

図 13-3　一般定期健康診断と事後措置

［森 晃爾：産業保健マニュアル，改訂第 7 版，南山堂，p.168-169，2017 をもとに作成］

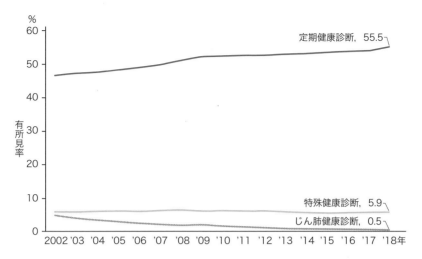

図 13-4　健康診断結果の年次推移

資料：厚生労働省「定期健康診断結果調」「じん肺健康管理実施調査調」「特殊健康診断結果調」
［中央労働災害防止協会：令和元年度労働衛生のしおり，中央労働災害防止協会，p.20, 2019 をもとに作成］

より，職業病の予防に努めるものである．

　2018（平成 30）年における定期健康診断の有所見率は 55.5％で，増加傾向にある．特殊健康診断の有所見率は 5.9％で横ばい，じん肺健康診断の有所見率は 0.5％で減少傾向にある（図 13-4）．

　労働人口の高齢化に伴い，種々の健康問題を抱えながら就業する労働者が増加している．健康診断などで把握される労働者の病態や健康状態に合わせて，勤務形態や作業を調整し，適正な配置に努める必要がある（表 13-7）．高齢者医療確保法の施行に伴い，労働安全衛生

コラム

快適な職場環境の形成

　労働者は，生活時間の 3 分の 1 を職場で過ごしており，その環境は，健康面のみならず，労働の生産性の面からも，とても重要である．そこで，職場の環境について現状を的確に把握し，労働者の意見や要望などを聞いて，快適職場の目標を掲げ，計画的に職場の改善を進めることが必要とされている．改善の対象としては，温熱環境などの作業環境，重量物や心理的負担の軽減などの作業環境，休息のための休憩室の設置など，多くのことが考えられる．職場が快適であると，労働者の働く意欲が高まり，健康障害や労働災害の防止が期待できる．

表 13-7　疾病と勤務形態・作業制限例

疾病名	勤務形態・作業制限例
循環器疾患	交替制勤務，残業，高熱，寒冷，運転業務など
肝臓病	交替制勤務，有機溶剤作業など
呼吸器疾患	粉じん作業
皮膚炎	油剤または有機溶剤など
貧血	高所作業，鉛作業など
てんかん	高所作業，運転業務，機械作業
高血圧	重量物取扱い作業，高所作業など

法に基づく健康診断の場でも特定健診および特定保健指導が実施されている．

3　トータル・ヘルスプロモーション・プラン（THP）

　高年齢労働者の増加や平均寿命の延長に伴い，職場の健康管理は職業病の予防のみならず，労働者の健康保持増進が重要となってきた．産業保健の場における健康管理でも，疾病の早期発見（二次予防）から疾病の発症予防（一次予防）へと重点が移ってきている．従来の健康診断は疾病の早期発見（二次予防）に意義があったが，これからは疾病の発症予防（一次予防）のための基礎データとして活用し，健康保持増進の施策や指導に応用することが望まれる．

　1988（昭和63）年の労働安全衛生法改正に伴い事業場における労働者の健康保持増進のための指針が策定され，全労働者を対象とした健康保持増進措置（トータル・ヘルスプロモーション・プラン，**THP**）が推進された．産業医が，年齢にかかわらずすべての労働者を対象とした健康測定を行い，その結果に基づいて，まず，労働者自身の健康状況に応じた全般的な指導が行われ，ひき続き，必要に応じて，運動指導，保健指導，栄養指導，メンタルヘルスケアが，各専門研修を修了した指導者により行われる（**図 13-5**）．

4　職場のメンタルヘルス

　産業構造の変化（第3次産業従事者の増加など）に伴い，労働者のストレスおよび精神・心理的健康の保持増進が重要視されてきた．こころの問題が身体的健康に影響を与えていることも少なくなく，労働者が快適に職場で働くためには，職場におけるメンタルヘルスケアも必要となってくる．

　2015（平成27）年から，労働者数50人以上の事業場で，常時使用する労働者に対して心理的な負担の程度を把握するための検査（ストレスチェック）を実施することを事業者の義務とする制度が施行されている（労働者数50人未満の事業場は当分の間努力義務）．ストレスチェック制度は，労働者のメンタルヘルス不調の未然防止（一次予防）を目的として，事業場の実態に即して実施されている他のメンタルヘルスケアの取り組みとともに，計画的に取り組むことが求められている．

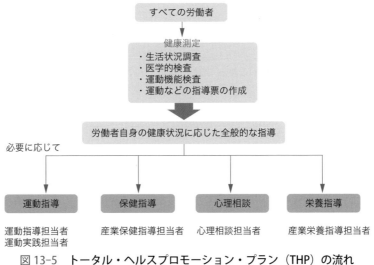

図 13-5　トータル・ヘルスプロモーション・プラン（THP）の流れ

コラム

過労死等防止対策推進法

　1980 年代後半から社会的に注目されはじめた過労死は，民間団体の活動を契機に社会的な機運が高まり，2014（平成 26）年に「過労死等防止対策推進法」が議員立法によって成立・施行された．「過労死等」の定義には，業務における過重な負荷による脳血管疾患・心臓疾患を原因とする死亡と，業務における強い心理的負荷による精神障害を原因とする自殺による死亡および死亡には至らないが，業務における過重な負荷による脳血管疾患・心臓疾患，精神障害が含まれている．2015（平成 27）年には，過労死等防止対策推進協議会の意見を入れ，過労死等の防止のための対策に関する初の大綱が閣議決定され，調査研究など，啓発，相談体制の整備など，民間団体の活動に対する支援を柱とした過労死等防止のための活動が行われてきた．

　「過労死等防止対策白書」は，過労死等防止対策推進法に基づき，国会に報告を行う法定白書である．平成 30 年版で 3 回目（閣議決定および国会報告）の白書では見直しが行われた「過労死等の防止のための対策に関する大綱」の概要について記載されている．自動車運転従業車，教職員，IT 産業，外食産業，医療の 5 つの重点業種・職種についての調査分析結果が報告されるなど，対策が進んでいる．

F. 労働災害

　労働災害とは，労働過程の事故による労働者の死亡や健康障害のことをいう．労働者の不注意や過失だけが原因ではなく，作業環境，作業方法上の問題点，労働者の身体・精神条件などいくつかの要因が重なって生じる．作業中に事故が多い産業として，建設業，製造業，陸上貨物運送業，林業などがある．年間の労働災害死傷者は減少しているが，2018（平成30）年度の休業4日以上の死傷者数は127,329人，業務上疾病者数は8,684人，死亡者数は909人であった．各数字の経過を**図13-6**に示す．

　2018（平成30）年には，業務上の負傷に起因する疾病者数は5,937人で，業務上疾病全体の7割を超えている．このうちもっとも頻度が多いのは，災害性腰痛で，5,016人である（**図13-7**）.

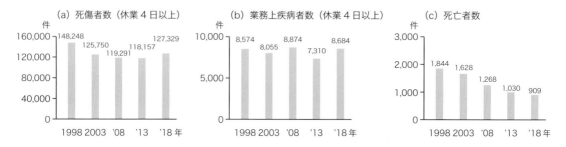

図 13-6　**労働災害および業務上疾病の推移**
資料：（a）は平成23年までは「労災保険給付データ」および厚生労働省安全課調べ，平成24年からは「労働者死傷病報告」.
（b）は厚生労働省「業務上疾病調」，（c）は厚生労働省安全課調べ．
［中央労働災害防止協会：令和元年度労働衛生のしおり，中央労働災害防止協会，p.18，2019をもとに作成］

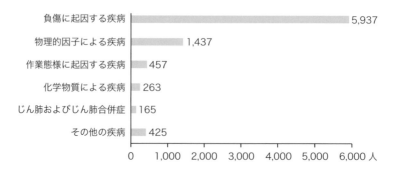

図 13-7　**疾病分類別業務上疾病者数（2018年）**
資料：厚生労働省「業務上疾病調」
［中央労働災害防止協会：令和元年度労働衛生のしおり，中央労働災害防止協会，p.19，2019をもとに作成］

コラム

労働安全衛生マネジメントシステム

　労働安全衛生マネジメントシステムとは，事業者が労働者の協力のもとに「計画（plan)-実施（do)-評価（check)-改善（act)」（PDCAサイクル）という一連の過程を定めて，継続的な安全衛生管理を自主的に進めることにより，労働災害の防止をはかるとともに，労働者の健康の増進および快適な職場環境の形成の促進をはかる，事業場における安全衛生の水準向上を目的とした安全衛生管理の仕組みのことである．自身の事業場の安全衛生管理活動の現状を確認して，取り組むべき事項を決め，できるところから構築していくことが大切とされ，今後の労働安全衛生活動を進めていくうえで有用な考え方である．

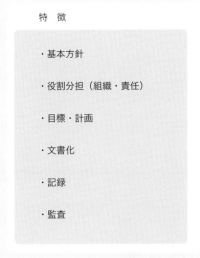
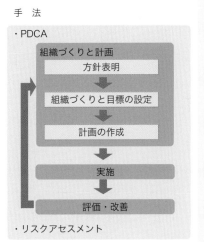

図　労働安全衛生マネジメントシステムの考え方

練習問題

1) 職場における健康管理の内容について述べなさい.
2) 現代の産業保健の健康上の課題をあげなさい.
3) 労働衛生の3管理について説明しなさい.
4) 産業医の職務について説明しなさい.
5) 職業病と作業関連疾患について説明しなさい.
6) 産業疲労を蓄積させない方策を考えてみましょう.
7) 労働災害を予防するためにはどうすればよいでしょうか.
8) 快適な職場環境に必要な条件は何か答えなさい.

索　引

基礎から学ぶ健康管理概論（改訂第5版）

2006 年 12 月 25 日　第 1 版第 1 刷発行	編集者　尾島俊之, 堤　明純
2012 年 12 月 25 日　第 3 版第 1 刷発行	発行者　小立健太
2017 年 1 月 10 日　第 4 版第 1 刷発行	発行所　株式会社 南 江 堂
2018 年 2 月 10 日　第 4 版第 2 刷発行	〒113-8410 東京都文京区本郷三丁目 42 番 6 号
2020 年 3 月 20 日　第 5 版第 1 刷発行	☎(出版) 03-3811-7236　　(営業) 03-3811-7239
2022 年 2 月 20 日　第 5 版第 2 刷発行	ホームページ　https://www.nankodo.co.jp/
	印刷 横山印刷／製本 ブックアート
	装丁　渡邊真介

Basic Learning of Health Management
© Nankodo Co., Ltd., 2020